胸部X線の正常・異常画像を見極める

編集／櫛橋民生
（昭和大学横浜市北部病院放射線科）

日常診療で出合う境界症例アトラス

羊土社
YODOSHA

謹告

　本書に記載されている診断法・治療法に関しては，発行時点における最新の情報に基づき，正確を期するよう，著者ならびに出版社はそれぞれ最善の努力を払っております．しかし，医学，医療の進歩により，記載された内容が正確かつ完全ではなくなる場合もございます．

　したがって，実際の診断法・治療法で，熟知していない，あるいは汎用されていない新薬をはじめとする医薬品の使用，検査の実施および判読にあたっては，まず医薬品添付文書や機器および試薬の説明書で確認され，また診療技術に関しては十分考慮されたうえで，常に細心の注意を払われるようお願いいたします．

　本書記載の診断法・治療法・医薬品・検査法・疾患への適応などが，その後の医学研究ならびに医療の進歩により本書発行後に変更された場合，その診断法・治療法・医薬品・検査法・疾患への適応などによる不測の事故に対して，著者ならびに出版社はその責を負いかねますのでご了承ください．

序

　胸部X線写真を多数読影し，CTと比較しながら学んでいくと，かなりの読影力がつくし，自信もついてきます．しかし中には，直感的には異常と思われないが，正常とも言い切れない所見が混在しています．良く見ると変形している肋骨であったり，大きな乳首であったりして，ほっとすることもありますが，うまく説明できないこともあり，心のすみに引っかかって残ります．

　ちょうど100年前にドイツ語の初版が出版された有名な著書に"Borderlands of normal and early pathologic findings in skeletal radiography"というのがあります．間違いなく正常，間違いなく異常との間のgray zoneをthe borders（境界）やthe borderlands（どっちつかずの領域）としてまとめてあります．このgray zoneの中にはnormal variation，anomaly，軽微な異常等多数のものが含まれ，骨に関しても相当数あります．胸部X線写真でも肋骨を含め，多くのgray zoneが存在します．胸郭から外れるものもありますが，実際の読影には困るものも含まれます．さらに体表の異物から始まり，軟部組織や心大血管系を含め，多くの"gray zone"があり，これらをある程度知っておくことは大切で，診断の誤りを減らし，不要な検査を省くことにもつながります．

　今回，ここにまとめたものが全てとは思われず，更なる検討が必要とは思われますが，一例でも読んで下さった方々のお役に立てればと考えています．

2010年3月

櫛橋　民生

胸部X線の正常・異常画像を見極める

日常診療で出合う境界症例アトラス

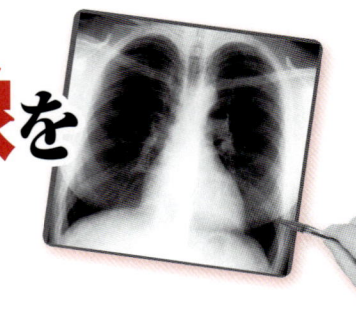

● 序 .... 櫛橋民生 3

第1章　肺（血管）・胸膜・横隔膜

1）肺（血管） ──────────────────────── 桐生拓司，岩田哲成

はじめに 12
1. 肺血管の生理的変化（体位）：立位 vs. 臥位 13
2. 肺血管の生理的変化（呼吸状態）：深吸気 vs. 呼気 15
3. 内臓逆位／Kartagener症候群：位置の異常，肺血管構造の左右逆転 17
4. 肺葉切除後の肺動脈の偏位：位置の異常，肺門の挙上・下降
　①右下葉切除後，②右上葉切除後 18
5. 陳旧性病変後（主に肺結核後）の肺動脈の偏位：位置の異常，肺門の挙上・下降
　①右肺尖陳旧性病巣，②右陳旧性胸膜炎 19
6. 特発性肺動脈拡張症 21
7. 肺動脈瘤
　①肺動脈瘤／単発例／Behçet病合併，②肺動脈瘤／多発例／特発性 23
8. 肺気腫 25
9. 右肺動脈欠損 26
10. 肺動静脈奇形 27
11. 肺水腫時の肺静脈顕在化 28
12. 部分肺静脈還流異常 30
13. 肺分画症 31
14. 肺底動脈大動脈起始症 33
15. 奇静脈下大静脈連結（下大静脈肝部欠損） 34
16. 奇静脈葉 35
　参考文献 36

Contents

2）胸膜 ─────────── 佐藤秀一，藤澤英文，櫛橋民生

- はじめに ─── 37
- 1. apical cap（肺尖帽） ─── 38
- 2. 胸膜外脂肪層 ─── 39
- 3. 葉間裂内脂肪 ─── 40
- 4. 傍横隔膜隆起 ─── 41
- 5. 奇静脈葉間裂 ─── 42
- 6. superolateral major fissure（大葉間裂の上外側縁） ─── 43
- 7. vertical fissure ─── 44
- 8. 小葉間裂の二重線 ─── 45

3）横隔膜 ─────────── 桐生拓司

- はじめに ─── 46
- 1. 横隔膜の高さの左右差および吸・呼気での相違 ─── 47
- 2. 吸気立・臥位および呼気立・臥位での横隔膜の高さの相違 ─── 48
- 3. 横隔膜穹分割 ─── 49
- 4. 横隔膜内側部のテント状陰影 ─── 50
- 5. 横隔膜内側部の不明瞭化／ボケ像 ─── 51
- 6. 腹腔内異常による横隔膜挙上：Chilaiditi 症候群 ─── 53
- 7. 横隔膜ヘルニア ①食道裂孔ヘルニア，② Bochdalek 孔ヘルニア ─── 55
- 8. 横隔膜部分弛緩症 ─── 57
- 参考文献 ─── 59

第2章　縦隔・心大血管

1）縦隔 ─────────── 櫛橋民生，八木進也，藤澤英文

- はじめに ─── 62
- 1. 食道の憩室 ─── 63
- 2. 縦隔脂肪沈着症 ─── 64
- 3. マッハ効果，マッハバンド ─── 65
- 4. 正常胸腺 ─── 66
- 5. 心外膜心膜脂肪，心膜脂肪 ─── 67

2）気管・気管支 櫛橋民生, 児山久美子, 藤澤英文

 はじめに ……………………………………………………………………… 68
 1. 気管気管支 ……………………………………………………………… 69
 2. 副心臓支 ………………………………………………………………… 70
 3. 重複右上葉気管支 ……………………………………………………… 71
 4. 左上葉気管支欠損 ……………………………………………………… 72
 5. 気管・気管支軟骨の生理的石灰化 …………………………………… 73
 6. 右腕頭動脈の蛇行・延長による気管の圧排 ………………………… 74

3）大血管 扇谷芳光, 藤澤英文, 櫛橋民生

 はじめに ……………………………………………………………………… 75
 1. 腕頭動脈の蛇行・延長 ………………………………………………… 76
 2. 胸部大動脈の蛇行 ……………………………………………………… 77
 3. 左最上肋間静脈 ………………………………………………………… 78
 4. 右側大動脈弓・異常鎖骨下動脈 ……………………………………… 79
 5. 左側大動脈弓・異常右鎖骨下動脈 …………………………………… 80
 6. 頸部大動脈弓 …………………………………………………………… 81
 7. 大動脈縮窄症 …………………………………………………………… 82
 8. 修正大血管転位 ………………………………………………………… 83
 9. 左上大静脈遺残 ………………………………………………………… 84
 10. 下大静脈欠損に伴う奇静脈／半奇静脈連結 ………………………… 85
 11. 部分肺静脈還流異常 …………………………………………………… 86

第3章　胸壁・胸椎・皮膚・その他

1）胸壁（胸骨・鎖骨・肋骨・肩甲骨・その他） 櫛橋民生, 大場啓一郎, 武中泰樹, 藤澤英文

 1. 第1肋軟骨石灰化 ……………………………………………………… 88
 2. 胸骨化骨中心 …………………………………………………………… 90
 3. 胸腔内肋骨 ……………………………………………………………… 91
 4. 肩甲骨上角の二峰性変形 ……………………………………………… 92
 5. 肩甲骨との重なりによる上腕骨無腐性骨壊死類似所見 …………… 93

Contents

 6. 菱形窩 94
 7. 漏斗胸 95
 8. 肋骨切痕 96
 9. 頸肋 97
10. 鎖骨化骨中心 98
11. 烏口鎖骨靭帯骨化 99
12. 肋骨の骨島 100
13. マッハ効果，マッハバンド 101
14. ストレートバック症候群 102
15. 両側鎖骨内側端の対称性腫大 103
16. 肩鎖関節の副小骨 104
17. 鎖骨上神経内側枝の神経管孔 105
18. 烏口鎖骨関節 106
19. 肋軟骨石灰化（女性型） 107
20. 第1肋骨形成不全：肋軟骨との癒合不全 108
21. 第1肋骨の肋軟骨との癒合不全 109
22. 右第3肋骨低形成 110
23. 肋骨奇形（癒着・分岐） 111
24. 肋骨奇形：橋形成と偽関節 112

2）胸椎   桐生拓司

 はじめに 113
 1. 胸椎横突起 114
 2. 側弯症 ①軽度，②高度 115
 3. 後弯症 116
 4. 胸椎骨棘形成 ①加齢に伴う変化，②全身性特発性骨肥厚症（DISH） 117
 5. 肋骨間関節形成 119
 6. Gorham症候群（大量骨融解症） 120
 参考文献 122

3）胸壁（軟部組織） 櫛橋民生，福下貴子，藤澤英文

　　はじめに 123
　　1．正常大胸筋（発達例） 124
　　2．腋窩リンパ節石灰化 125
　　3．肋骨随伴陰影 126
　　4．乳頭陰影 127
　　5．充填胸郭形成術 128
　　6．乳房術後変化 129
　　7．乳房充填術，人工乳房術 130
　　8．正中腹壁ヘルニア 131

4）皮膚・その他 櫛橋民生，浮洲龍太郎，藤澤英文

　　1．鍼治療 132
　　2．皮膚のしわ（皺） 133
　　3．皮膚上異物の陰影 134
　　4．衣服プリント物の陰影 135
　　5．神経線維腫症 1 型（von Recklinghausen 病） 136
　　6．頭髪，お下げ髪，髪止め 137

● 索引 139

執筆者一覧

● 編　集

　　櫛橋　民生　　　　　昭和大学横浜市北部病院放射線科

● 執筆者（掲載順）

　　桐生　拓司　　　　　朝日大学歯学部附属村上記念病院放射線科
　　岩田　哲成　　　　　朝日大学歯学部附属村上記念病院放射線科
　　佐藤　秀一　　　　　横浜旭中央総合病院放射線科
　　藤澤　英文　　　　　昭和大学横浜市北部病院放射線科
　　櫛橋　民生　　　　　昭和大学横浜市北部病院放射線科
　　八木　進也　　　　　昭和大学横浜市北部病院放射線科
　　児山久美子　　　　　昭和大学横浜市北部病院放射線科
　　扇谷　芳光　　　　　昭和大学医学部放射線医学教室
　　大場啓一郎　　　　　昭和大学横浜市北部病院放射線科
　　武中　泰樹　　　　　昭和大学横浜市北部病院放射線科
　　福下　貴子　　　　　昭和大学横浜市北部病院放射線科
　　浮洲龍太郎　　　　　昭和大学横浜市北部病院放射線科

第 1 章

肺（血管）・胸膜・横隔膜

1）肺（血管) ……… 12
2）胸膜 ……… 37
3）横隔膜 ……… 46

第1章 -1) 肺（血管）

◆ はじめに

　肺血管の正常変異および先天異常を正確に理解するためには，気管支，肺動脈，肺静脈の相互関係を含む解剖の把握が必要である．図に示すように薄い色で示す肺動脈は右室から肺動脈幹をへて左右の肺実質に扇状に分岐し，気管支が伴走する．濃い色で示す肺静脈は，全肺の血液を集めて左心房に注ぐ．肺静脈と左心房は，蟹の"足"と"甲羅"のような形状および位置関係を呈する．

　肺血管は，体位および呼吸状態により動的に変化する（本項 *1*, *2*）．また先天的に左右の位置関係が逆転していたり，肺切除や肺結核などの既存疾患により容易に位置が変化する（本項 *3*, *4*, *5*）．本稿では，正常変異および先天異常ではないが，日常頻繁に遭遇する肺血管の変化が顕著に現れる肺気腫（本項 *8*）と肺水腫（本項 *11*）も呈示した．

　肺血管の，正常変異，先天異常はさまざまであるが，ここでは，整理しやすいように①肺動脈系の異常（本項 *6*, *7*, *9*, *10*），②肺静脈系の異常（本項 *12*），③体動脈系の異常（本項 *13*, *14*），および④体静脈系の異常（本項 *15*, *16*）に分けて解説する．

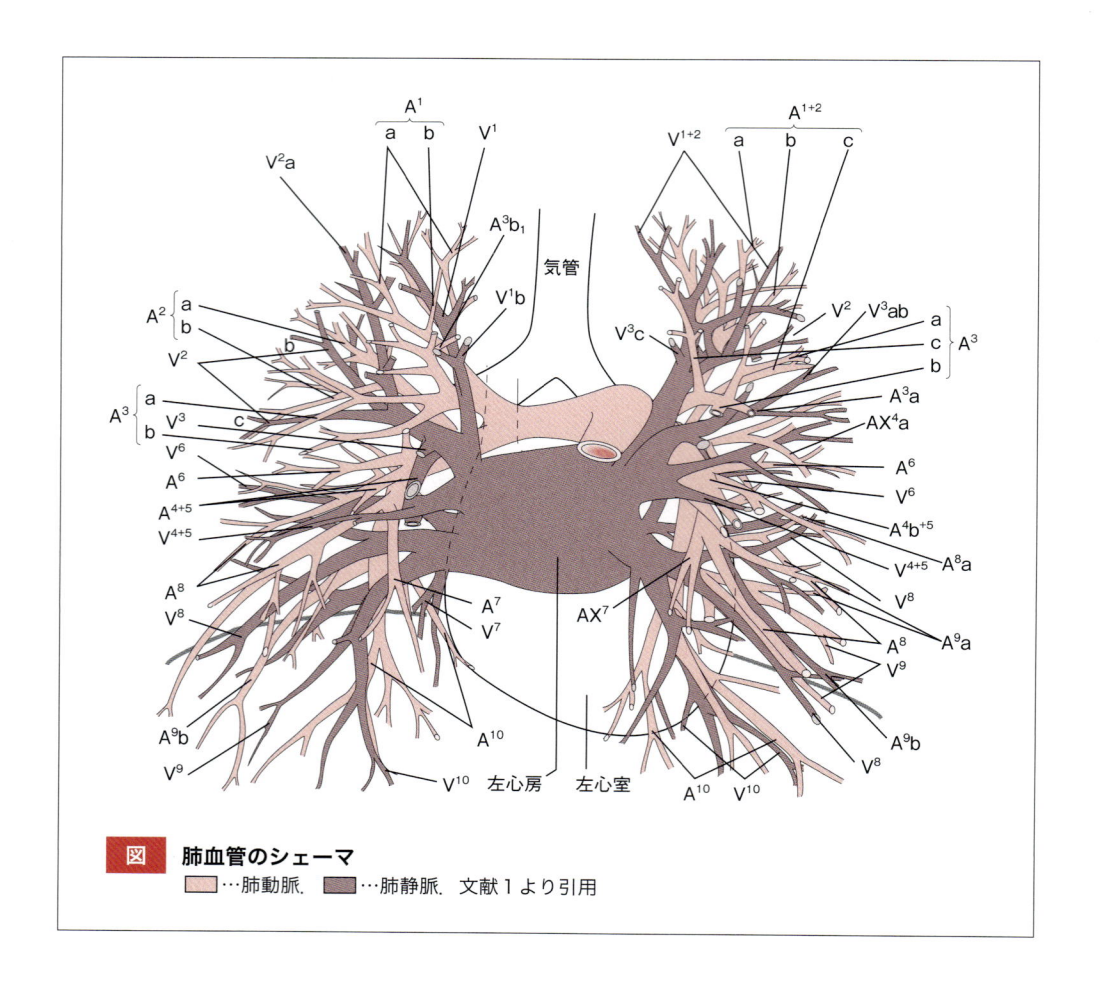

図　肺血管のシェーマ
□…肺動脈，■…肺静脈．文献1より引用

第1章-1）肺（血管）

1. 肺血管の生理的変化（体位）：立位 vs. 臥位
（physiological change of pulmonary vasculatures：upright vs. supine）

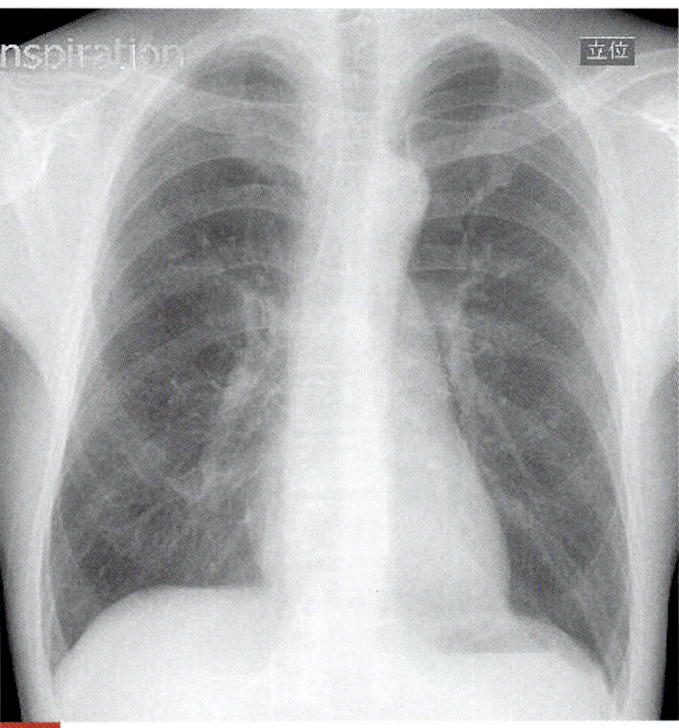

図1 正常例，立位，深吸気
40歳台，男性

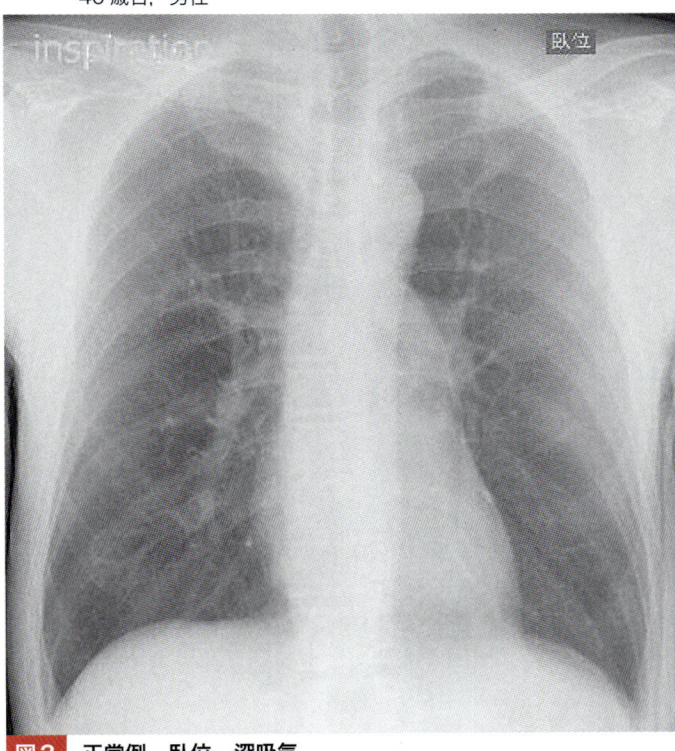

図2 正常例，臥位，深吸気
図1と同症例

自験例であるが，立位吸気（図1）に比し，臥位吸気（図2）では，両側上肺野の血管影が顕在化し，横隔膜が相対的に軽度挙上し，横隔膜ドームの形成が緩やかである．

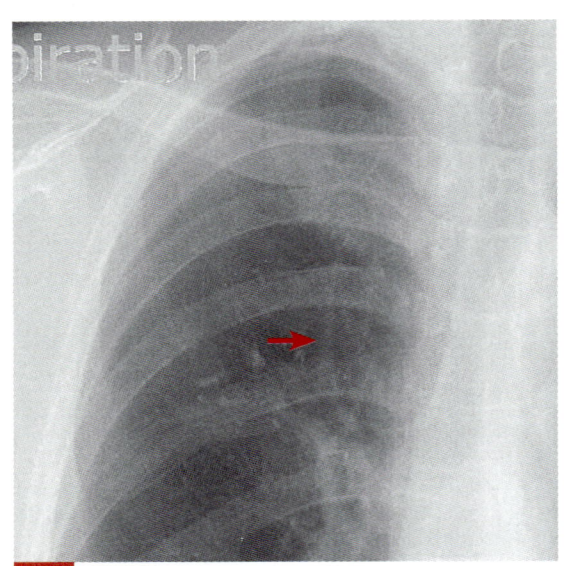

図3 拡大像：正常例，立位，深吸気
図1と同症例

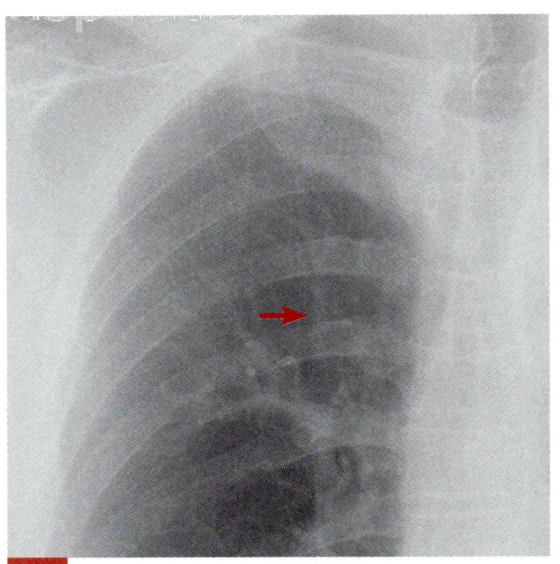

図4 拡大像：正常例，臥位，深吸気
図1と同症例

中央陰影の拡大および奇静脈弓の顕在化は意外にはっきりしない．拡大像（図3，4）で上肺静脈の口径差が明瞭である（図3，4：矢印）．

理由 緊急時もしくは術後は，臥位撮影をすることが多い．正確な診断を期し，誤診を避けるためにも臥位時の血管径を含む変化を理解しておく必要がある．一般に，臥位時は，①縦隔を含む中央陰影が拡大してみえる，②上肺野と下肺野の肺血管陰影の口径の差が少なくなる（立位像では，下肺野の血管径が太くなる），③奇静脈や左上肋間静脈が太くみえる，などの変化があらわれる．

確定診断・検査 撮影時の体位をしっかり確認する．放射線技師には，フィルムに体位のマーキングを予めするように指導する．

参考文献 2）

第1章-1) 肺（血管）

2. 肺血管の生理的変化（呼吸状態）：深吸気 vs. 呼気
（physiological change of pulmonary vasculatures：inspiration vs. expiration）

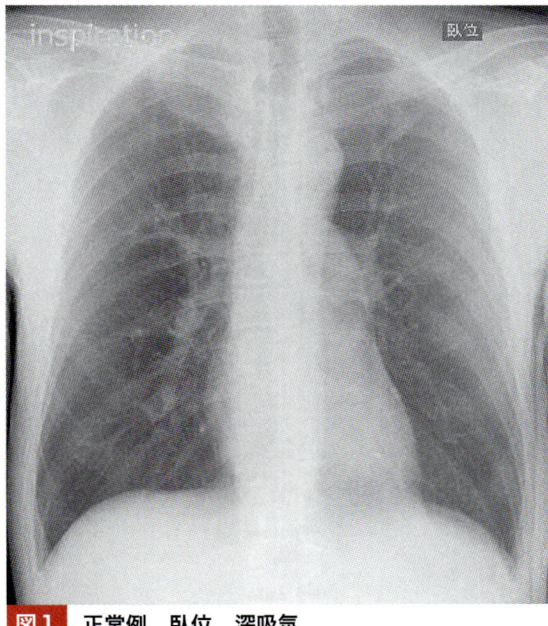

図1 正常例，臥位，深吸気
40歳台，男性

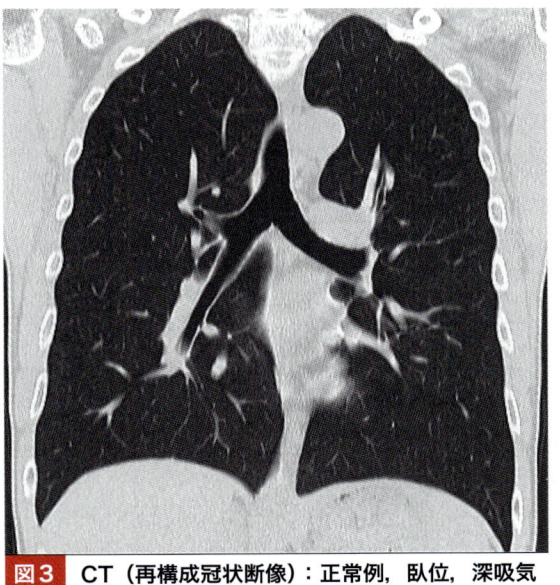

図2 正常例，臥位，深呼気
図1と同症例

図3 CT（再構成冠状断像）：正常例，臥位，深吸気
図1と同症例

図4 CT（再構成冠状断像）：正常例，臥位，深呼気
図1と同症例

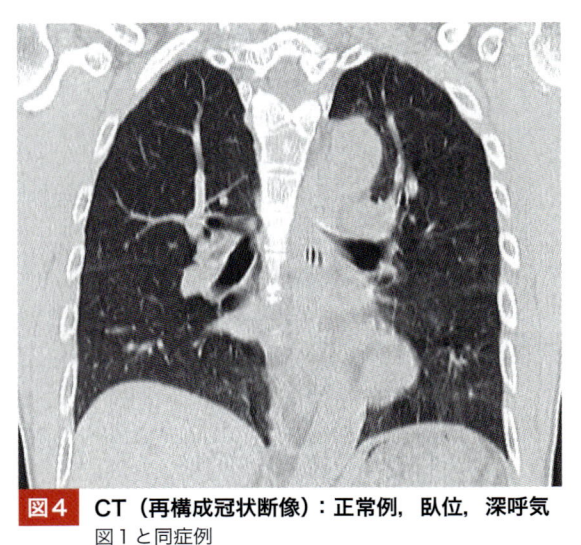

図1は臥位・深吸気，図2は臥位・深呼気の自験例である．CTではより正確に両者の相違を把握することができる．図3は深吸気時，図4は深呼気時のCT（再構成冠状断像）である．

第1章　肺（血管）・胸膜・横隔膜　15

図5 CT：正常例，臥位，深吸気（拡大像）
図1と同症例

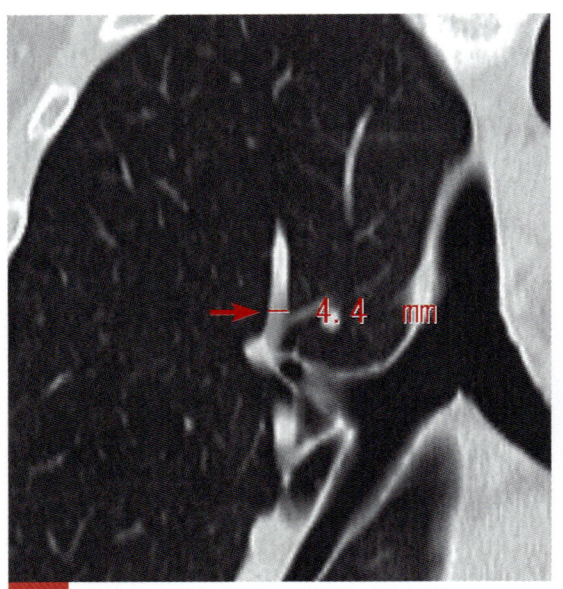

図6 CT：正常例，臥位，深呼気（拡大像）
図1と同症例

右上葉，V2a 起始部の血管径は，吸気時 4.4mm（図5：矢印），呼気時 5.3mm（図6：矢印）で，血管径の相違が明らかである．

理由 深呼気時には，肺野の透過性が低下し，血管系が吸気時に比し，拡大している．
臨床の現場でも，気胸や air trapping を明確にさせるため，深呼気撮影を行うことがある．正確な読影のために深呼気時の肺血管形状の生理的変化の理解が必要である．

確定診断・検査 撮影時の呼吸状態をしっかり確認する．
放射線技師には特に呼気時の撮影を行った場合，フィルムに呼吸状態のマーキングをするように指導する．

第1章-1) 肺（血管）

3. 内臓逆位／Kartagener症候群：位置の異常．肺血管構造の左右逆転 (situs inversus viscerum/Kartagener syndrome)

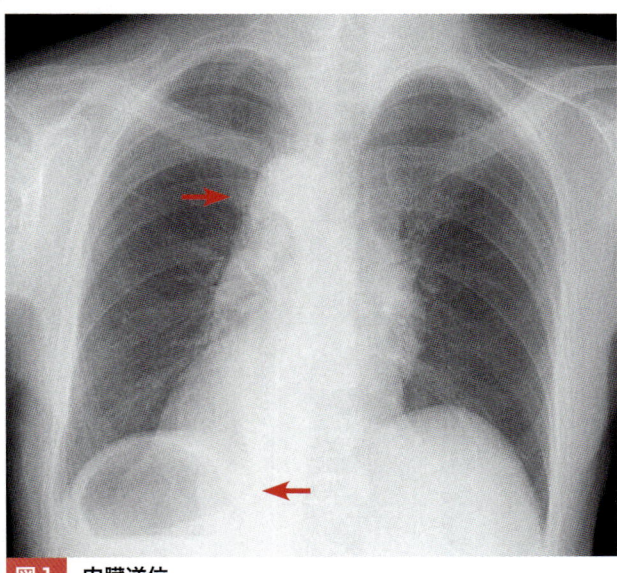

胸部X線写真（図1）および胸部CT（図2）では，胸郭内の左右血管の位置関係が逆転し，大動脈弓および横隔膜下の胃泡が右側に認められる（図1：矢印）．内臓逆位症例である．**参考症例**のように内臓逆位ではKartagener症候群を合併することがあり（図3），気管支拡張症の合併（図3：矢印）などに注意が必要である．

図1 内臓逆位
90歳台，女性

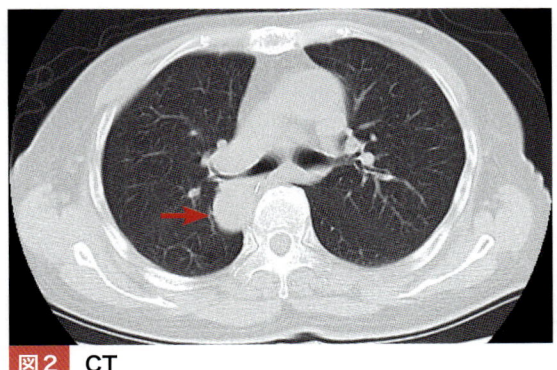

図2 CT
図1と同症例

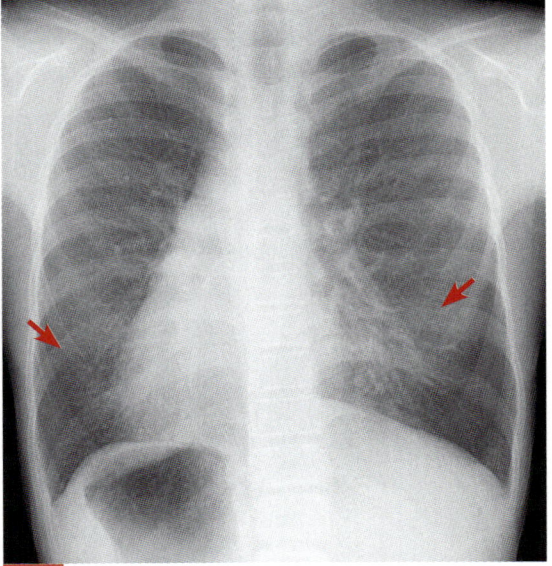

図3 【参考症例】Kartagener症候群
11歳，男児

理由 内臓逆位例では各内臓の位置が正常例と比し脊柱を軸に鏡像のように逆になっている．Kartagener症候群とは気管支拡張症と副鼻腔炎を伴う全内臓逆位症である．

見間違い・見誤り ときに撮影時の誤りのことがあるので，放射線技師にしっかり確認する必要がある．

確定診断・検査 内臓逆位については過去に指摘されていることが多いが，初めて指摘されることもある．聴診で心音の左右逆転を確認する．もしくは心電図の入手が可能であれば確認する．

参考文献 3），4）

第1章 -1) 肺（血管）

4. 肺葉切除後の肺動脈の偏位：位置の異常、肺門の挙上・下降 ①右下葉切除後，②右上葉切除後

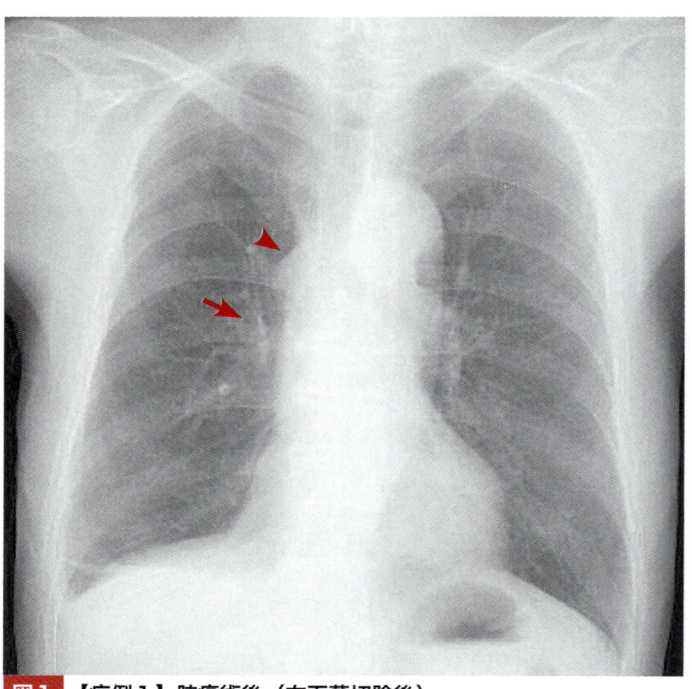

図1 【症例1】肺癌術後（右下葉切除後）
60歳台，男性

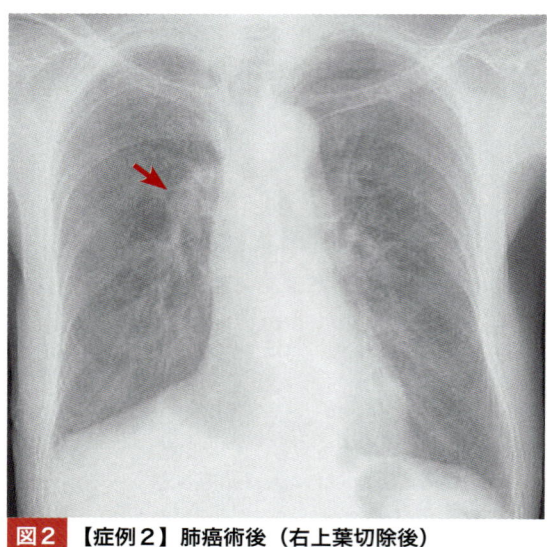

図2 【症例2】肺癌術後（右上葉切除後）
80歳台，男性

症例1（図1）では，右下葉切除（原発性肺癌）により右肺動脈幹が下方に（図1：矢印）偏位している．術後再発のため縦隔リンパ節が腫大している（図1：矢頭）．症例2（図2）では，右上葉切除（原発性肺癌）により右肺動脈幹が上方に（図2：矢印）偏位している．

理由 肺葉切除後，残存肺が代償性に過膨張をきたすため既存構造（肺動脈幹など）の偏位が生ずる．

見間違い・見誤り 症例1，2ともにそれぞれ高度の右下葉無気肺，右上葉無気肺との鑑別が必要である．読影時に既往歴をしっかり確認する．もしくは過去の写真があれば比較をする．

確定診断・検査 既往歴をしっかり確認する．

参考文献 5)

5. 陳旧性病変後（主に肺結核後）の肺動脈の偏位：位置の異常．肺門の挙上・下降 ①右肺尖陳旧性病巣，②右陳旧性胸膜炎

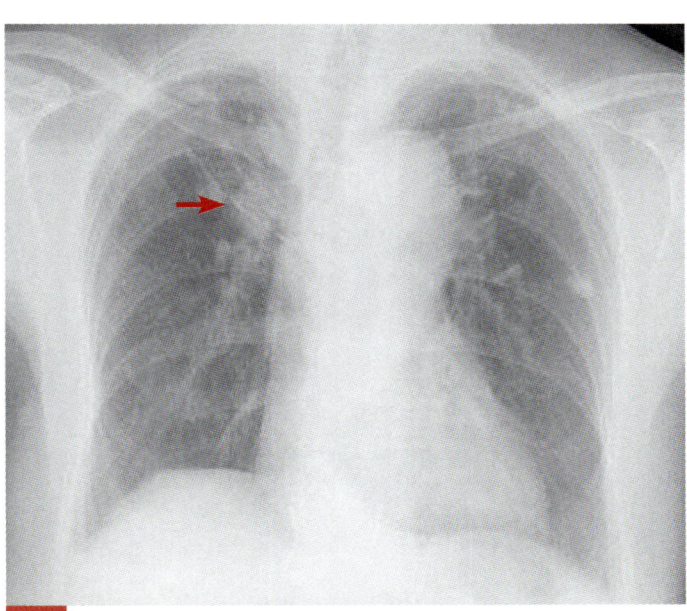

図1　【症例1】右肺尖陳旧性肉芽腫（肺結核後）
70歳台，男性

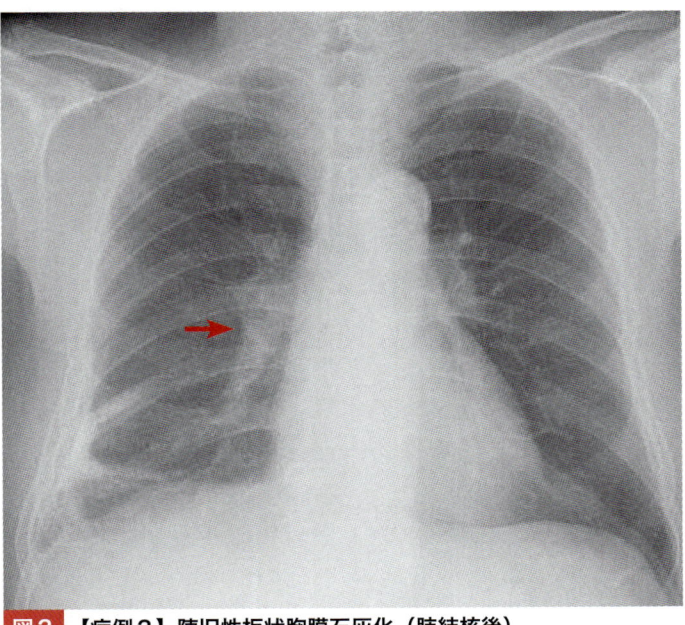

図2　【症例2】陳旧性板状胸膜石灰化（肺結核後）
70歳台，男性

症例1（図1）では，右肺尖から上肺野の陳旧性変化（肺結核後）により右肺門が著明に挙上し（図1：矢印），左右肺門の位置関係が逆転している．

症例2（図2）では，右下肺野レベルの胸膜炎による陳旧性板状胸膜石灰化（肺結核後）により，右肺門が下降し（図2：矢印），左右肺門の位置関係が顕在化している．

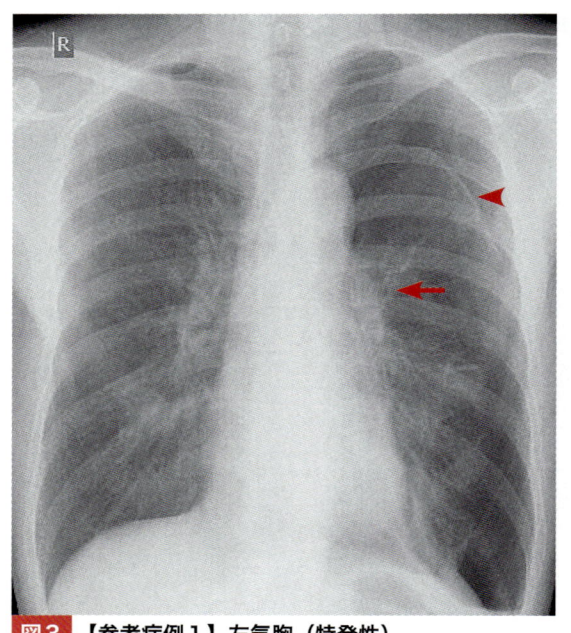

図3【参考症例1】左気胸（特発性）
50歳台，男性

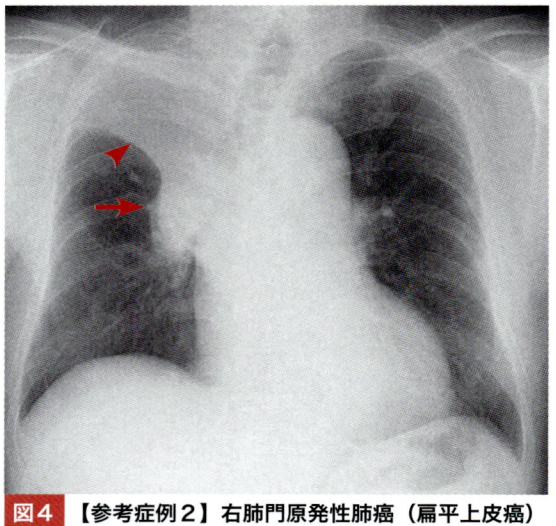

図4【参考症例2】右肺門原発性肺癌（扁平上皮癌）
70歳台，男性

理由 陳旧巣（肺結核によることが多い）の収縮性変化により既存構造（肺動脈幹など）の偏位が生ずる．

見間違い・見誤り 左右肺門の位置関係をチェックする習慣をつけることは重要である．正常では，左肺動脈幹が左主気管支を乗り越えるため左肺門の方が高位である．左右肺門の位置関係の逆転もしくはより明らかになることは**症例1**および**症例2**のような陳旧性変化によることが多いが，ときに緊急に対処が必要な疾患もしくは重篤な疾患が潜んでいることがある．**参考症例1**（**図3**）は左気胸（**図3**：矢頭）により左肺門が下降し（**図3**：矢印），**参考症例2**（**図4**）は，肺癌により右上葉は無気肺を呈し（**図4**：矢頭），右肺門が挙上している（**図4**：矢印）．

確定診断・検査 既往歴をしっかり確認する．

参考文献 6）

6. 特発性肺動脈拡張症
(idiopathic dilatation of the pulmonary artery)

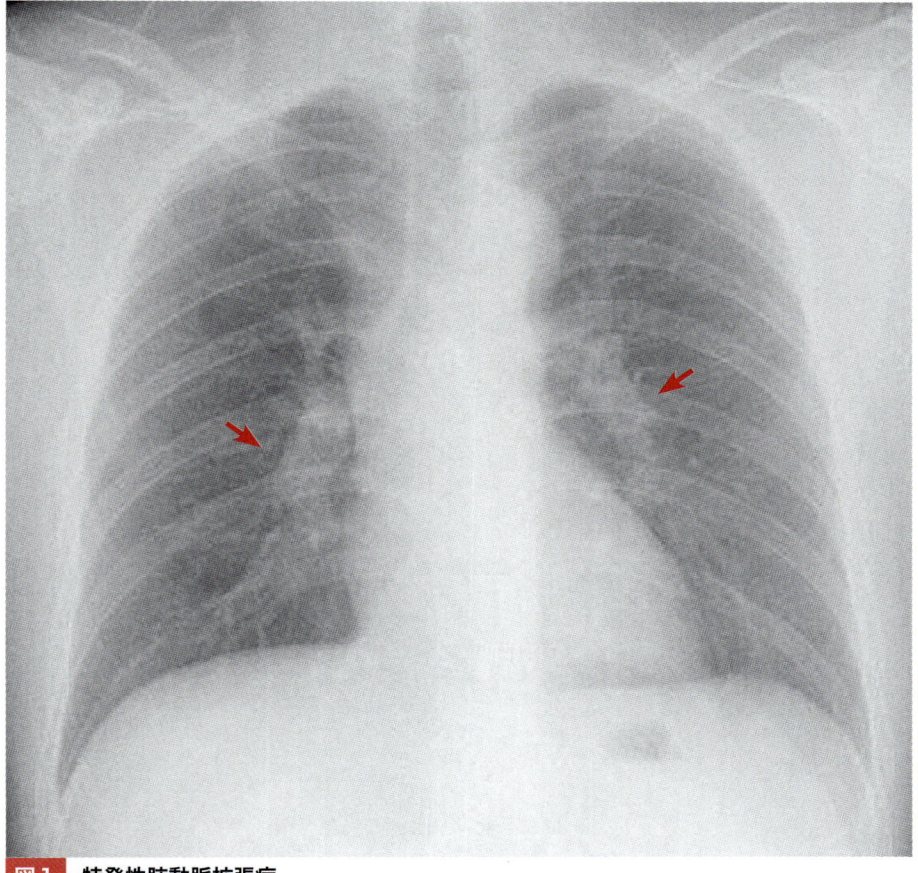

図1 特発性肺動脈拡張症
40歳台，男性

図1では，両側肺動脈下幹が明らかに拡大している（肋骨幅に比し有意に拡大）（図1：矢印）．症例は非喫煙者，生来健康な40歳台前半の男性である．循環器系疾患，呼吸器系疾患などの基礎疾患はない．

理由 肺動脈が拡張しているため正常では肋骨と肺動脈の巾はほぼ同等だが，本症例では両側の肺動脈の太さは肋骨の巾の約2倍である．
　特発性肺動脈拡張症の診断基準は以下である．①肺動脈主幹部の拡張．②異常な心内外の短絡を認めない．③慢性肺疾患や心疾患を臨床的あるいは剖検で認めない．④動脈壁に梅毒，アテローム変性，動脈硬化などの病変を認めない．

見間違い・見誤り 肺動脈主幹部は主に肺高血圧症で拡大する．代表的な病態が，原発性肺高血圧症と2次性肺高血圧症である．**参考症例1**は，原発性肺高血圧症（図2, 3），**参考症例2**は，強皮症に伴う2次性肺高血圧症の症例（図4, 5）である．肺動脈主幹部が著明に拡大している（図3, 5：矢印）．

確定診断・検査 循環器系の評価，特に肺動脈圧の測定を行う．

参考文献 7)

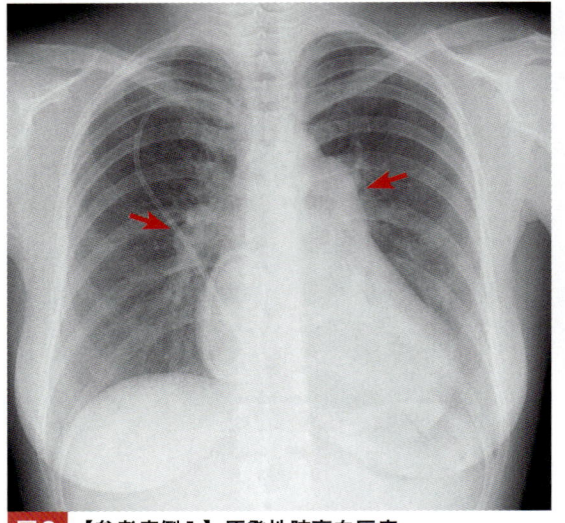

図2 【参考症例1】原発性肺高血圧症
30歳台,女性.矢印は図1と見誤りやすいポイントを示す

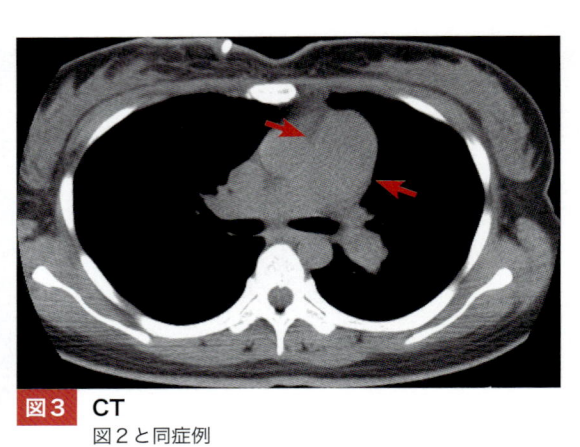

図3 CT
図2と同症例

図4 【参考症例2】強皮症に伴う2次性肺高血圧症
40歳台,女性.矢印は図1と見誤りやすいポイントを示す

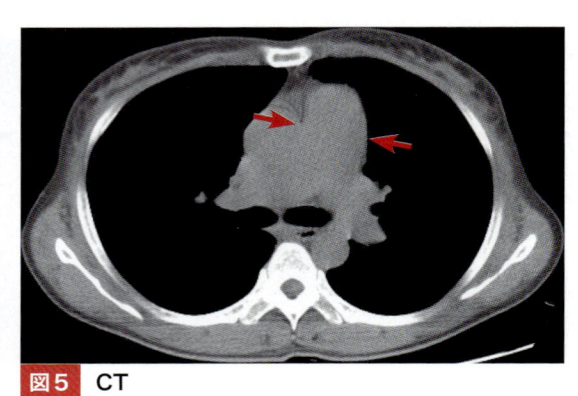

図5 CT
図4と同症例

7. 肺動脈瘤 ①肺動脈瘤／単発例／Behçet 病合併，②肺動脈瘤／多発例／特発性 (pulmonary artery aneurysm)

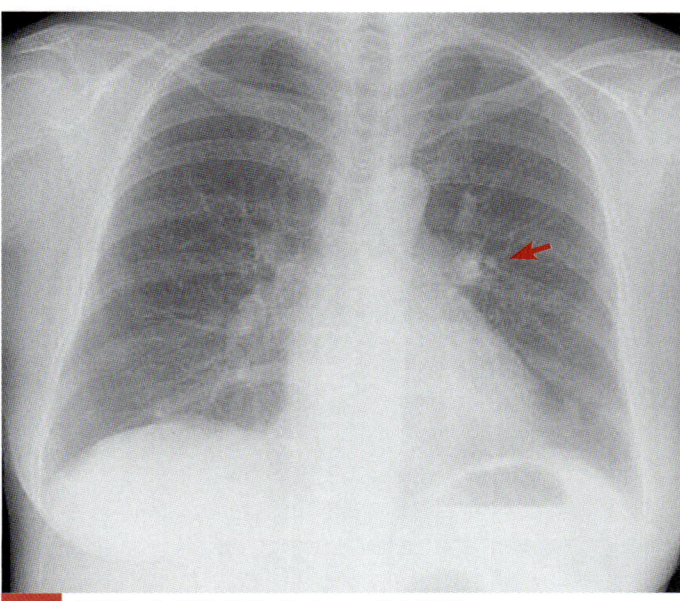

図1 【症例1】肺動脈瘤（Behçet 病合併例）
50 歳台，女性

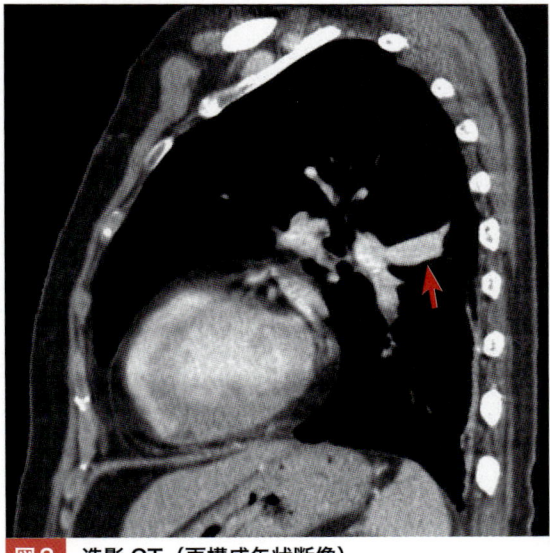

図2 造影 CT（再構成矢状断像）
図1と同症例

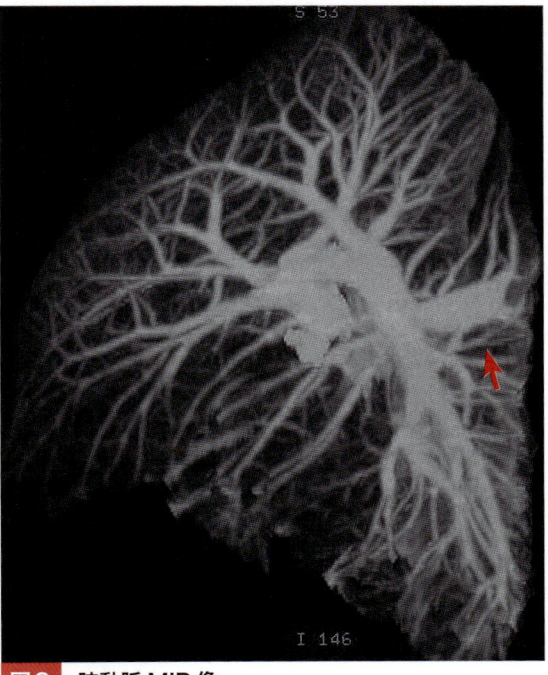

図3 肺動脈 MIP 像
図1と同症例

症例1 は，50 歳台女性で Behçet 病のため精査が施行された．胸部写真（図1）では，左肺門外側に結節様の陰影がある（図1：矢印）．造影 CT（再構成矢状断像）（図2）では左肺動脈幹から背側に進展する肺動脈瘤（図2：矢印）が確認できる．肺動脈 MIP 画像（図3）では，紡錘状に拡張した肺動脈瘤（図3：矢印）が明瞭である．

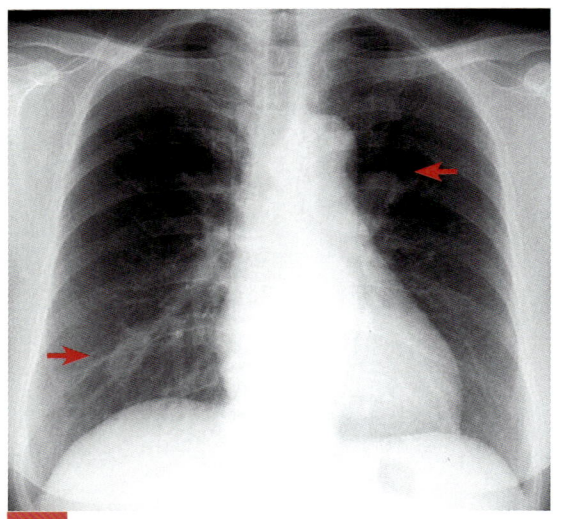

図4 【症例2】特発性多発肺動脈瘤
50歳台，女性

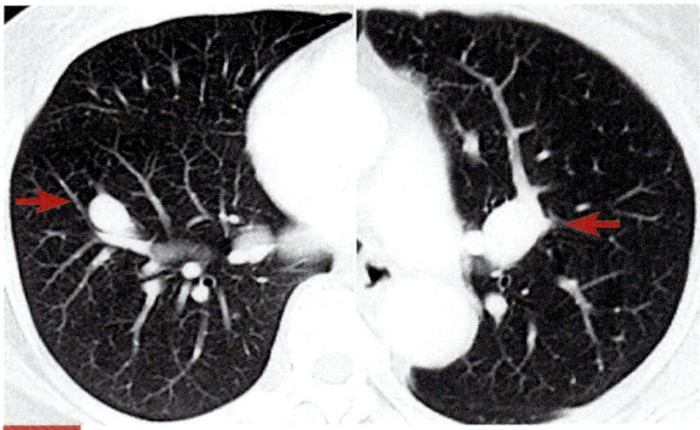

図5 CT
図4と同症例

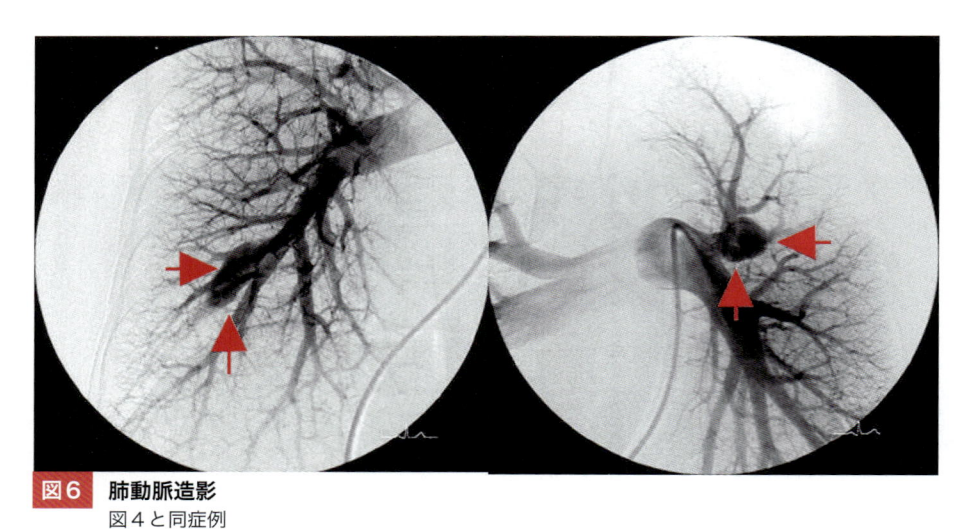

図6 肺動脈造影
図4と同症例

症例2の胸部X線写真（図4）では，右下肺野および左肺門に境界明瞭な結節影（図4：矢印）が認められる．胸部CT（図5）でこれらの結節影は，肺動脈に連続している（図5：矢印）．肺動脈造影（図6）で多発肺動脈瘤（図6：矢印）の診断が確定した．本症例は，基礎疾患を有しない特発性肺動脈瘤の症例である．

理由 肺動脈瘤は肺動脈に連続したコブのため画像上肺動脈との連続性を必ず確認できる．

見間違い・見誤り 肺実質病変と誤診され，気管支鏡が施行されると大出血を生じる危険性があり，肺血管との連続性の確認は必須事項である．これは肺動脈瘤に限らず，肺血管病変に共通した注意事項である．

確定診断・検査 肺動脈MIP像，CTA／MRA，もしくは血管造影で病変が肺動脈と連続していることを確認する．

参考文献 8），9）

第1章 -1) 肺（血管）

8. 肺気腫 (pulmonary emphysema)

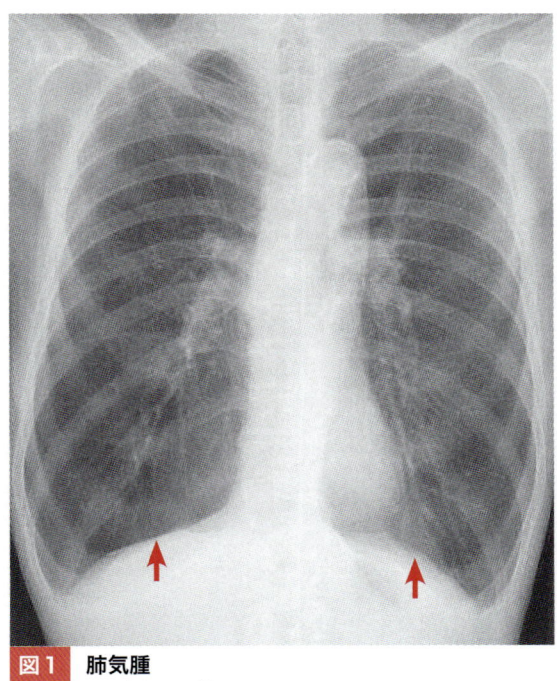

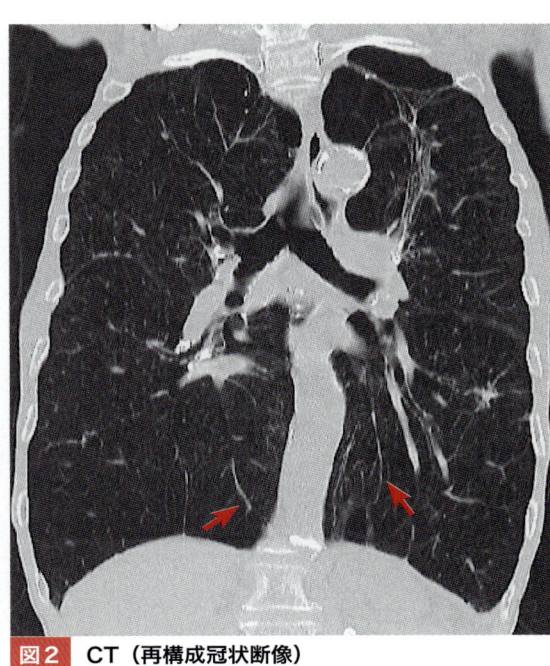

図1 肺気腫
60歳台，男性

図2 CT（再構成冠状断像）
図1と同症例

図1では，両側横隔膜が著明に平低化し，両側下肺野を中心に，肺血管が著明に狭小化している．右下肺野肋骨横隔膜角近傍では，"肺紋理"をかろうじて認識できる．末梢血管の狭小化および両側横隔膜平低化所見はCT（再構成冠状断像）（図2）でより明瞭である．症例は，重喫煙者であり，労作時呼吸苦があるにもかかわらず，現在も喫煙中である．

理由 末梢肺血管の狭小化は，高度の肺気腫で認められる．狭小化の機序は，肺気腫自体に伴う変化と低酸素性肺血管攣縮によるものの両者の関与が考えられる．

確定診断・検査 先天性疾患については、家族歴の有無，閉塞性細気管支炎については既応歴（特に移植歴の有無）を確認する．

見間違い・見誤り 末梢肺動脈の狭小化は，先天性疾患（Williams-Beuren症候群，Ehlers-Danlos症候群，Down症候群など）および細気管支を病態の首座とする閉塞性細気管支炎などで認められる．

参考文献 10)

第1章 -1) 肺（血管）

9. 右肺動脈欠損
(proximal interruption of the right pulmonary artery)

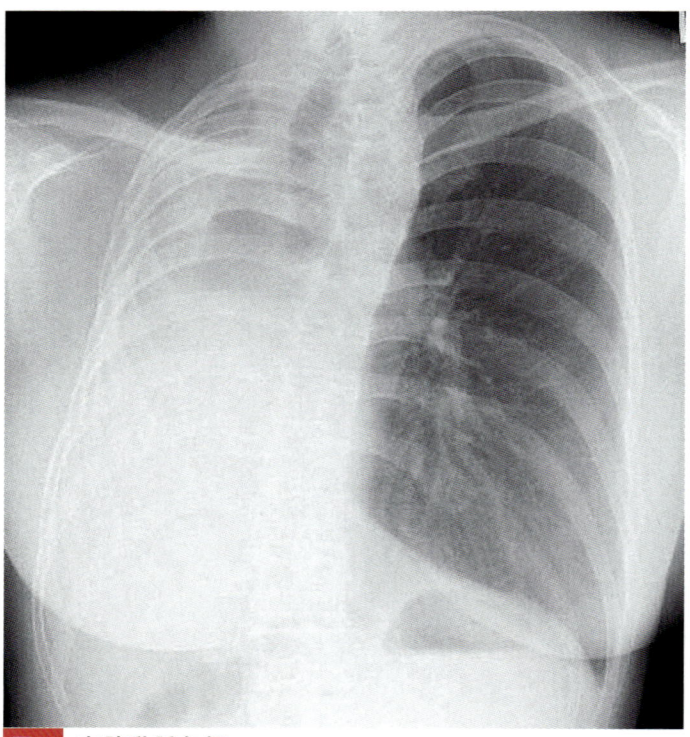

図1 右肺動脈欠損
30歳台，女性

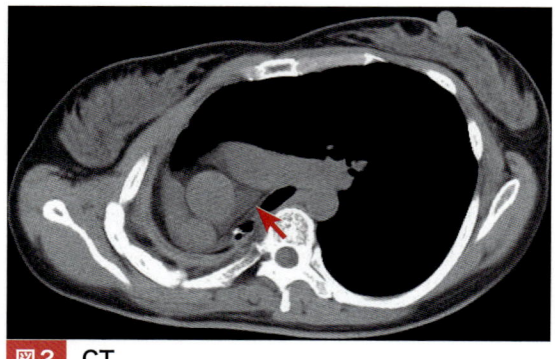

図2 CT
図1と同症例

繰り返す血痰を主訴とする30歳台後半の女性である．胸部X線写真（**図1**）では，右肺野の透過性が消失し，左肺が正中を超えて右側へのヘルニアを起こしている．CT（**図2**）では，右肺動脈幹が起始部より欠損し，右肺低形成が認められる．

理由 右肺動脈欠損は，右肺動脈が起始部より欠損する稀な先天奇形である．右肺低形成を伴うため，縦隔構造が右方に偏位し右肺動脈幹が認識できない．

見間違い・見誤り Swyer-James症候群と鑑別を要することがある．

確定診断・検査 Swyer-James症候群との鑑別は，吸気像および肺シンチグラフィ（換気および血流）が有用である．
Swyer-James症候群では，吸気時，患側肺はair trappingを生じ，肺シンチグラフィでは，換気および血流とも集積が減少する．

参考文献 9), 11)

第1章 -1) 肺（血管）

10. 肺動静脈奇形
(pulmonary arteriovenous malformation)

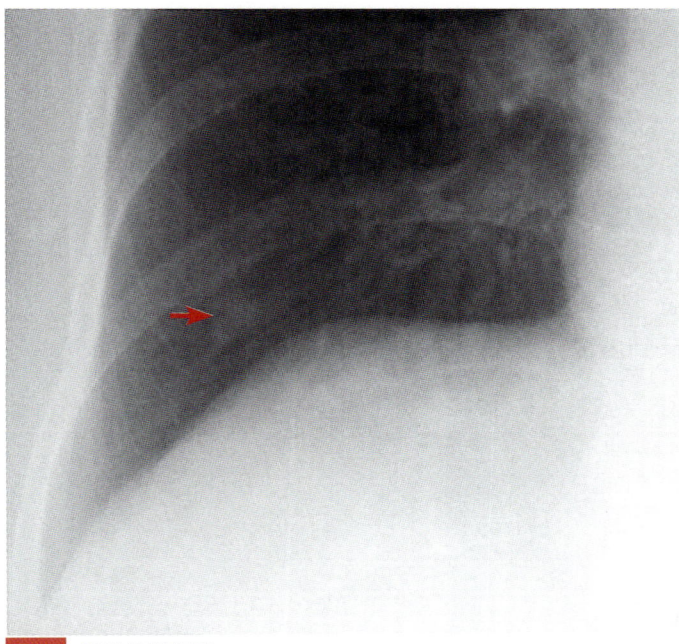

図1 肺動静脈奇形
50歳台，女性

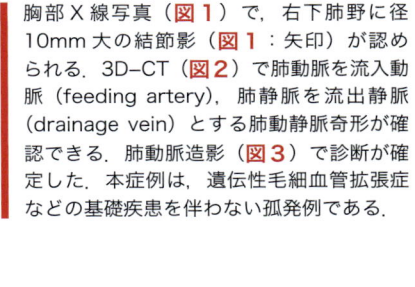

胸部X線写真（図1）で，右下肺野に径10mm大の結節影（図1：矢印）が認められる．3D–CT（図2）で肺動脈を流入動脈（feeding artery），肺静脈を流出静脈（drainage vein）とする肺動静脈奇形が確認できる．肺動脈造影（図3）で診断が確定した．本症例は，遺伝性毛細血管拡張症などの基礎疾患を伴わない孤発例である．

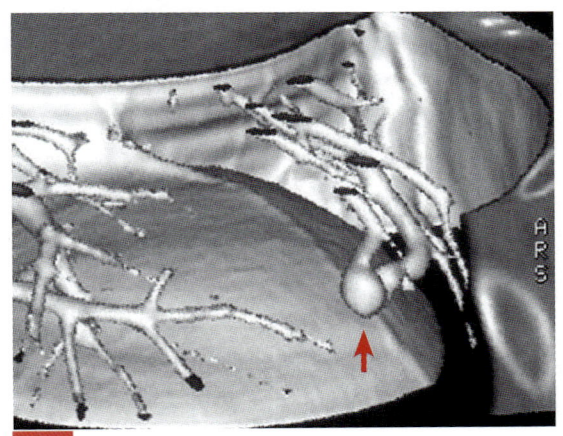

図2 3D–CT
図1と同症例

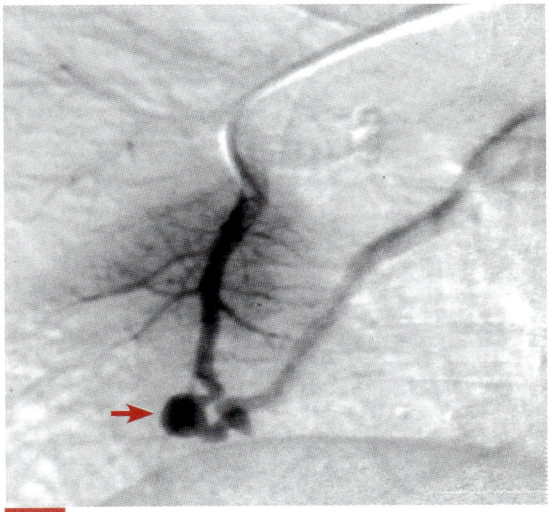

図3 肺動脈造影
図1と同症例

理由 肺動静脈奇形は一般に流入動脈，病巣，流出静脈から形成されるため連続する血管影を伴う結節影として描出される．

見間違い・見誤り 肺動脈瘤同様，他の肺内病変と誤診され，気管支鏡が施行されると大出血を生じる危険性があり，肺血管との連続性の確認は必須事項である．

確定診断・検査 流入動脈（feeding artery），病巣（nidus）および流出静脈（drainage vein）から形成される係蹄を確認する．

参考文献 12)

第 1 章 -1) 肺（血管）

11. 肺水腫時の肺静脈顕在化 (cephalization)

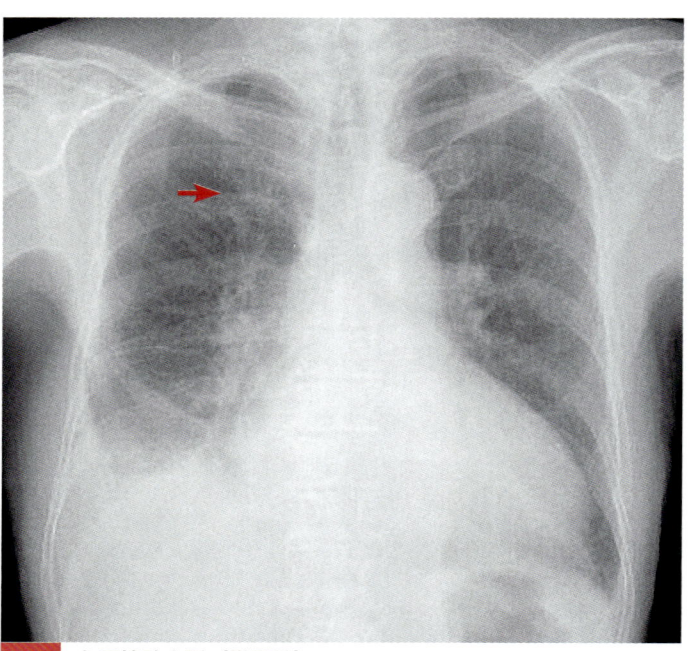

図1 心原性肺水腫（増悪時）
50 歳台，男性

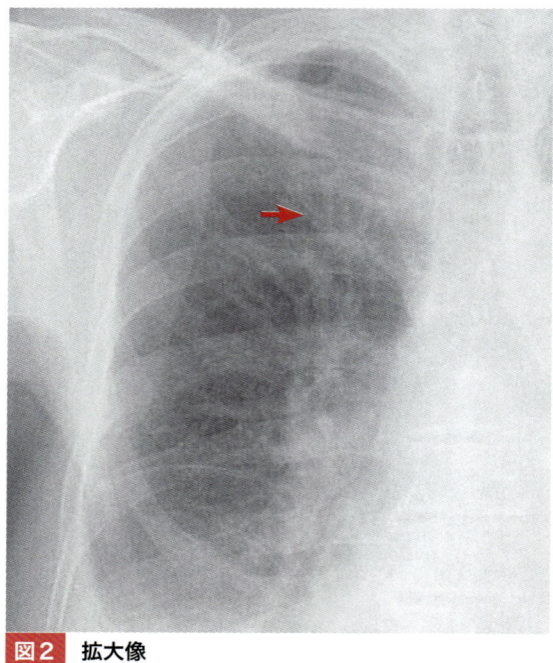

図2 拡大像
図1と同症例

心原性肺水腫の症例である．増悪時の胸部X線写真（図1，2：拡大）では，改善時（図3，4：拡大）に比し，上肺野の血管径が拡大し，顕在化している（図1，2：矢印）．また気管支壁が肥厚し，心拡大所見が増強し，胸水が出現している．

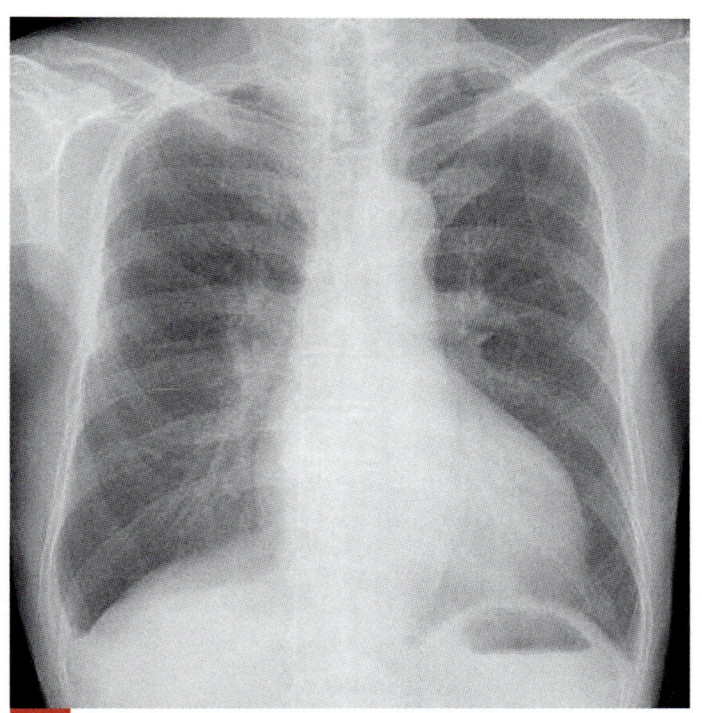

図3 心原性肺水腫改善時
図1と同症例

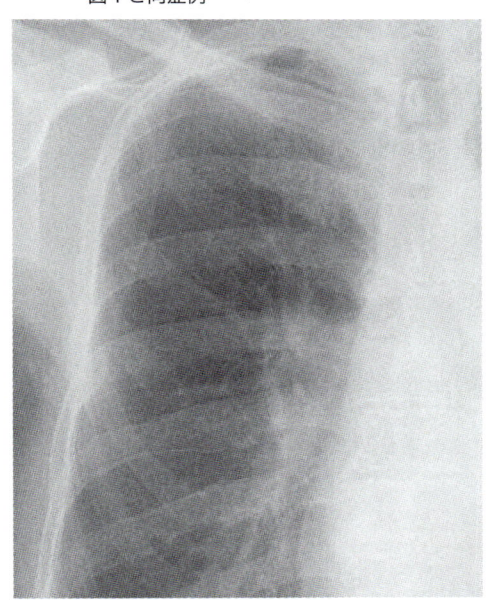

図4 拡大像：心原性肺水腫改善時
図1と同症例

理由 心原性肺水腫では，肺静水圧（正常は12mmHg以下）の上昇に伴い上肺への血流分布が増加し上肺野の血管陰影は増強する．

見間違い・見誤り 肺水腫は日常臨床でしばしば遭遇する疾患である．特に，上肺野の肺静脈が拡張顕在化（cephalization）する．"たかが肺水腫，しかれど肺水腫"で，間質性肺水腫は他のびまん性肺疾患（癌性リンパ管症，サルコイドーシスなど），肺胞性肺水腫は，肺炎との鑑別が困難なことがある．心機能に加え上肺野の血管径の拡大などをしっかり把握する必要がある．

参考文献 13), 14)

第1章-1) 肺（血管）

12. 部分肺静脈還流異常
(partial anomalous pulmonary venous return)

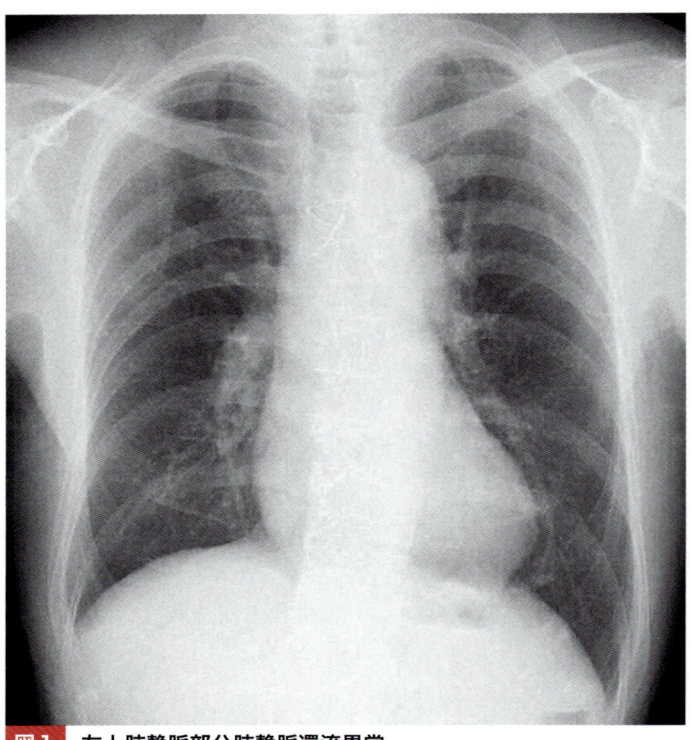

図1 左上肺静脈部分肺静脈還流異常
70歳台，男性

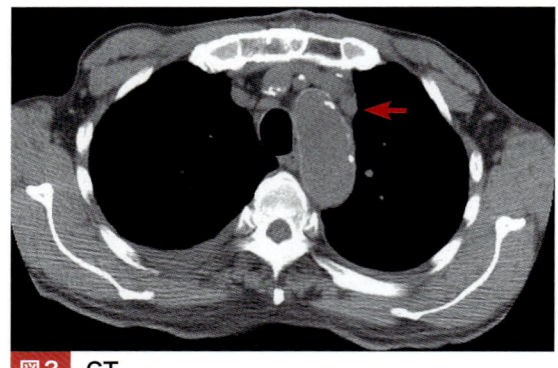

図2 CT
図1と同症例

左上肺静脈の部分肺静脈還流異常の症例である．図1では，左上肺野に明らかな異常所見の指摘は困難である．CT（図2）で，連続像から左上肺静脈が左腕頭静脈に合流（図2：矢印）するのが確認できた．

理由 右下肺静脈の下大静脈への部分肺静脈還流異常は，"Scimitar syndrome" として有名である．実際，本症例のようにさまざまな領域の肺静脈の還流異常があり，左上肺静脈の還流異常の頻度が最多である．

見間違い・見誤り このタイプの部分肺静脈還流異常は，左上大静脈遺残との鑑別が問題になる．

確定診断・検査 血管造影もしくはCTアンギオかMRアンギオで肺静脈の走行異常を確認する．

参考文献 15），16），17）

13. 肺分画症 (pulmonary sequestration)

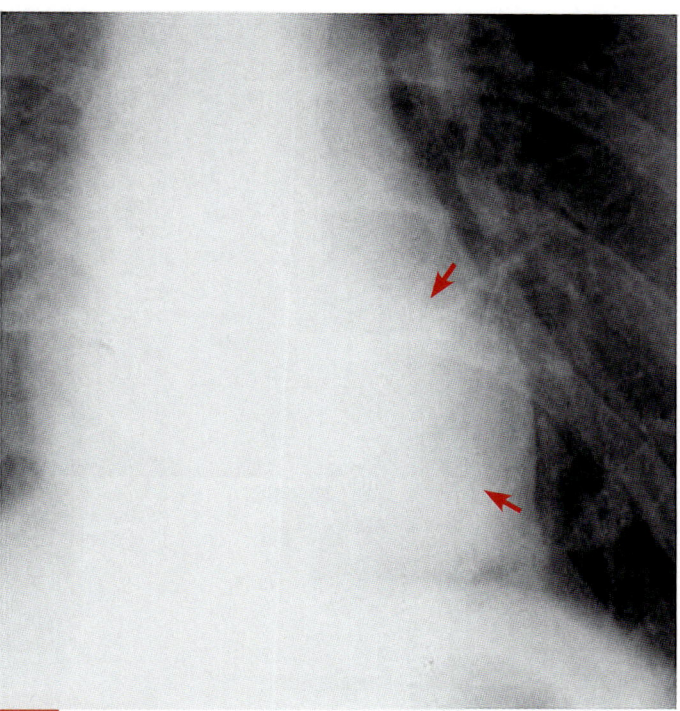

図1 肺分画症
30歳台，男性

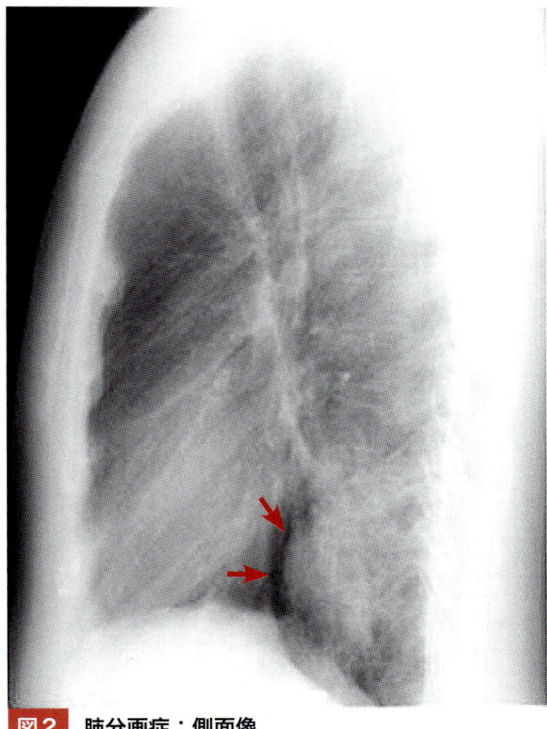

図2 肺分画症：側面像
図1と同症例

肺腫瘍疑いのため紹介された患者である．正面像（図1）で，左心影に重なる濃度上昇域（図1：矢印）がある．側面像（図2）では，病変が背側に位置している（図2：矢印）．

| 図3 | **CT** |

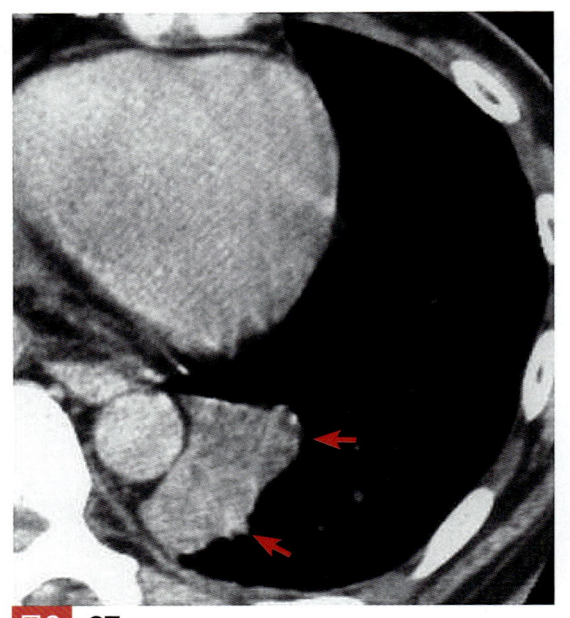

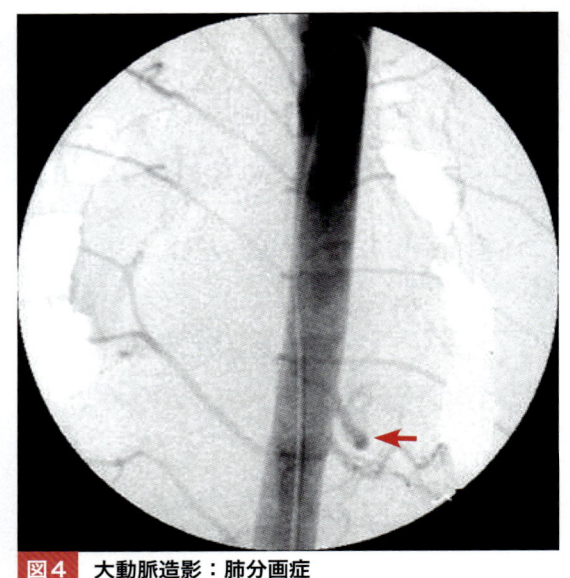

図1と同症例

| 図4 | **大動脈造影：肺分画症** |

図1と同症例

> CT（図3）では，病変は下行大動脈を取り囲むように存在する充実性病変（図3：矢印）である．大動脈造影（図4）で，異常な動脈（aberrant artery）（図4：矢印）が証明され，肺分画症の診断が確定した．

| 理由 | 分画肺は大循環系（胸部もしくは腹部大動脈）から血流を受けている．また"分画肺"は充実性もしくはのう胞状の外観を呈する．ゆえに画像上限局性病変として描出される．

| 見間違い・見誤り | 肺分画症は，正常肺と共通の胸膜を共有する肺内型と，別々の胸膜を有する肺外型に分類される．充実性病変，囊胞性病変などさまざまな性状を呈し，肺癌を含む他の肺内病変と鑑別を要することがある．

| 確定診断・検査 | 血管造影もしくはCTアンギオかMRアンギオで病変（分画肺）と大循環系（主に胸部もしくは腹部大動脈）との連続性を明らかにする．

| 参考文献 | 8）

14. 肺底動脈大動脈起始症

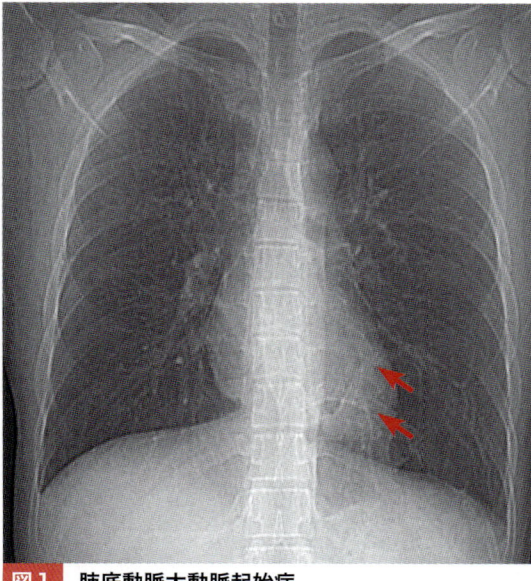

図1 肺底動脈大動脈起始症
10歳台，男児

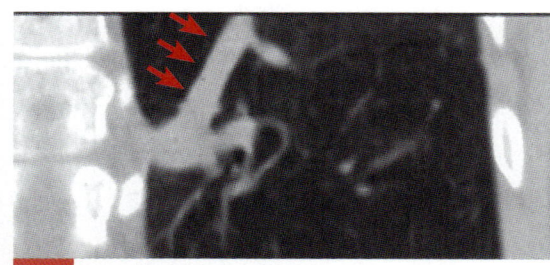

図2 CT（再構成冠状断像）
図1と同症例

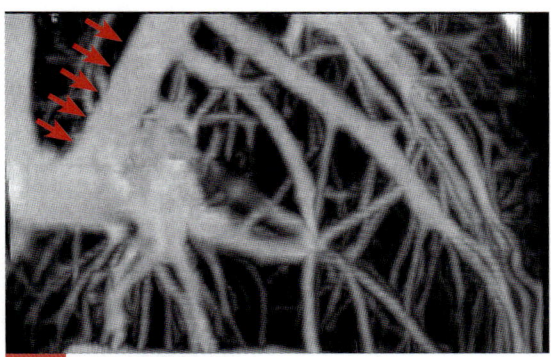

図3 CT（MIP像）
図1と同症例

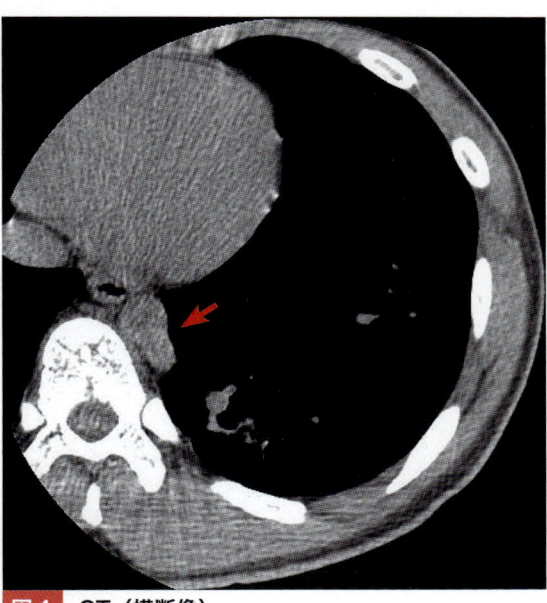

図4 CT（横断像）
図1と同症例

肺底動脈大動脈起始症の若年男性症例である．スカウト画像（胸部X線写真に相当）（図1）では，左心に重なる斜走する索状影（図1：矢印）が確認できる．CT（再構成冠状断像）（図2）およびMIP像（図3）で肺底動脈が下行大動脈から分岐起始しているのがわかる（図2，3：矢印）．CT（横断像）（図4）で下行大動脈からの分岐（図4：矢印）が確認できる．

確定診断・検査 異常血管の頭尾方向の確認にはCT（再構成冠状断像）およびMIP像が有用である．

見間違い・見誤り 肺分画症と鑑別を要することがある．

参考文献 19），20）

第1章 -1) 肺（血管）

15. 奇静脈下大静脈連結（下大静脈肝部欠損）
(absence of the hepatic portion of the inferior vena cava)

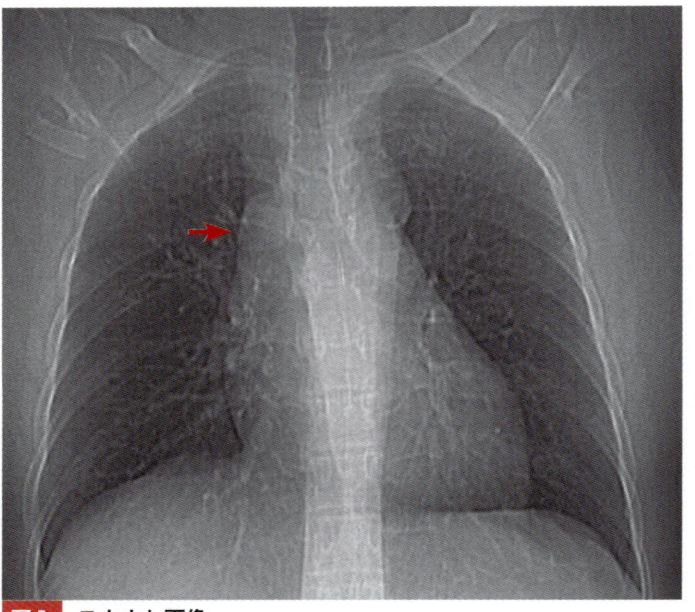

図1 スカウト画像
40歳台，女性

奇静脈下大静脈連結（下大静脈肝部欠損）の症例である（図1）．腹部CT（図2）では，肝門部レベルで下大静脈の認識ができず，右横隔膜脚背側に著明に拡張した奇静脈（図2：矢印）がある．胸腹部CT（再構成）（図3）では，下行大動脈右側に接して拡大した奇静脈（図3：矢印）が頭尾方向に走行しているのがわかる．この血管系の正常変異は，スカウト画像（図1）では，中心陰影にマスクされ指摘することはできないが，臥位像を考慮しても奇静脈弓（図1：矢印）の拡大は著明である．

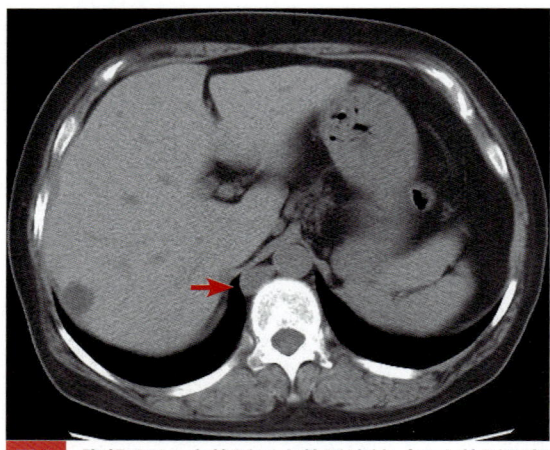

図2 腹部CT：奇静脈下大静脈連結（下大静脈肝部欠損）
図1と同症例

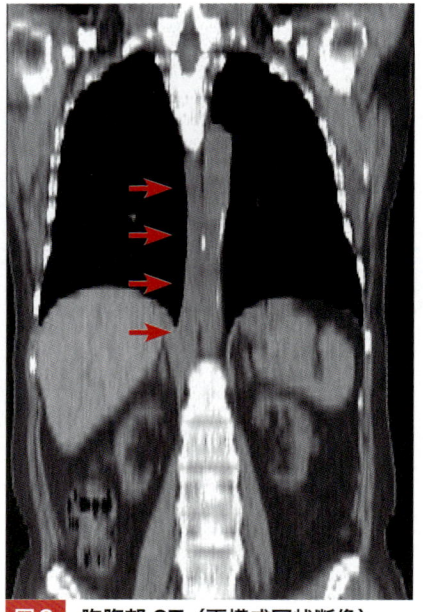

図3 胸腹部CT（再構成冠状断像）
図1と同症例

理由 下大静脈は奇静脈に直接吻合するため奇静脈弓（正常は短径7mm以下）は著明に拡張する．

見間違い・見誤り 日常臨床では，しばしば下大静脈系の奇形に遭遇する．ほとんどが正常変異であり，臨床的に問題になることはないが，他の奇形が合併していることがあり，注意は必要である．

参考文献 21）

第1章 -1) 肺（血管）

16. 奇静脈葉 (azygos lobe)

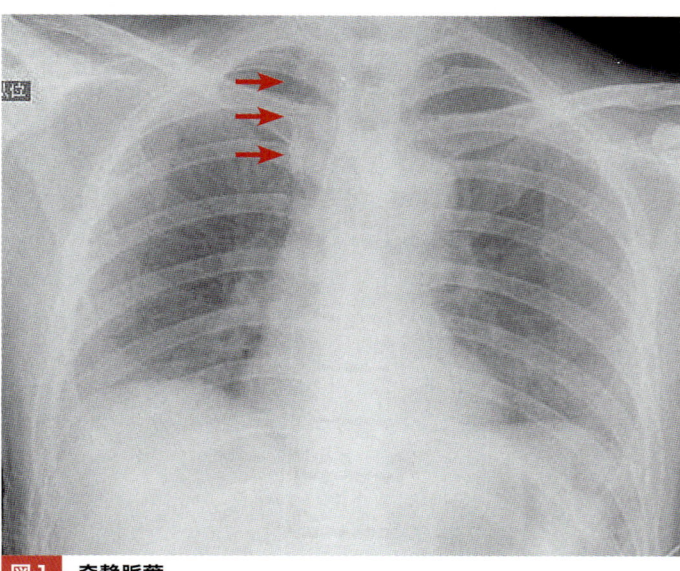

図1 奇静脈葉
60歳台，男性

奇静脈葉の症例である．胸部X線写真（図1）では，右肺尖縦隔側に斜走する線状影内に結節様陰影（図1：矢印）が認められる．CT（図2，3）では，正常の位置とは異なる奇静脈が背側から腹側に走行し，上大静脈に合流しているのがわかる（図2，3：矢印）．

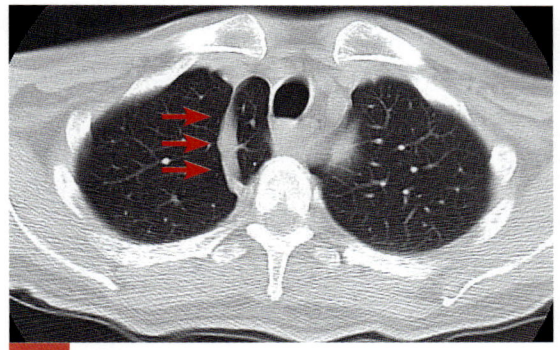

図2 CT
図1と同症例

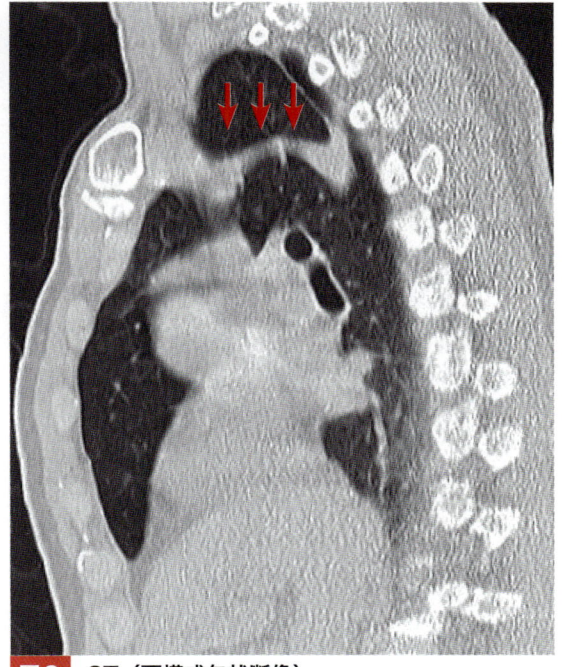

図3 CT（再構成矢状断像）
図1と同症例

理由 奇静脈葉は，壁側胸膜が右上葉縦隔側で"ヒダ"をつくり垂直方向に肺実質内に入りこんで形成される．ゆえに垂直方向の線状影として認識される．

見間違い・見誤り 右肺尖の肺内病変との鑑別が必要である．特徴的な陰影から一般的には胸部X線写真で鑑別は可能である．

参考文献 22)，23)

第1章 肺（血管）・胸膜・横隔膜

参考文献

1) Roentgenological anatomy of the lung（山下英秋 著），医学書院，pp.183, 1978
2) Burko H, et al. : Size, location, and gravitational changes of normal upper lobe veins. AJR, 111 : 687-689, 1971
3) Nadel HR, et al. : The immotile syndrome : Radiological manifestations. Radiology, 154 : 651-655, 1985
4) Applegate KE, et al. : Situs revisited Imaging of the heterotaxy syndrome. RadioGraphics, 19 : 837-852, 1999
5) Kim EA, et al. : Radiographic and CT findings in complications following pulmonary resection. RadioGraphics, 22 : 67-86, 2002
6) Kim HY, et al. : Thoracic sequelae and complications of tuberculosis. RadioGraphics, 21 : 839-860, 2001
7) 児玉裕三：肺動脈拡張症．「日本臨牀別冊　新領域別症候群シリーズ No.9　呼吸器症候群（第2版 II）」: pp. 274-277, 2009
8) Bartter T, et al. : Aneurysms of the pulmonary arteries. Chest, 94 : 1065-1075, 1988
9) Diagnosis of diseases of the chest. "Anomalies of the pulmonary arteries, Chapter 23 Developmental anomalies affecting the pulmonary vessels. 4th ed" (Fraser RS, et al.), pp.637-642, Saunders, 1999
10) Pratt PC : Role of conventional chest radiography in diagnosis and exclusion of emphysema. Am J Med, 82 : 988-1006, 1987
11) Ellis K : Fleischner lecture. Developmental abnormalities in the systemic blood supply to the lungs, AJR. 156 : 669, 1991
12) Gossage JR & Kanji G : Pulmonary arteriovenous malformations : A state of the art review. Am J Respir Crit Care Med, 158 : 643-661, 1998
13) Glueker T, et al. : Clinical and radiologic features of pulmonary edema. RadioGraphics, 19 : 1507-1531, 1999
14) Ribeiro CM, et al. : Hydrostatic pulmonary edema : High-resolution CT findings. AJR, 165 : 817-820, 1995
15) Bessolo RJ & Maddison FE : Scimitar syndrome. Report of a case with unusual variations. Am J Roentgenol Radium Ther Nucl Med, 103 : 572-576, 1968
16) Roehm Jo Jr., et al. : Radiologic features of the Scimitar syndrome. Radiology, 86 : 856-859, 1966
17) Diagnosis of diseases of the chest. "Anomalies of the pulmonary veins, Chapter 23 Developmental anomalies affecting the pulmonary vessels. 4th ed" (Fraser RS, et al.), pp. 642-653, Saunders, 1999
18) Frazier AA, et al. : From the archives of the AFIP : Intralobar sequestration ; Radiologic-pathologic correlation. RadioGraphics, 17 : 725-745, 1997
19) Miyake H, et al. : Systemic arterial supply to normal basal segments of the left lung. radiogrophy and CT. Characteristic features on chest radiography. AJR, 171 : 387-392, 1998
20) Yamanaka A, et al. : Anomalous systemic arteries supply to normal basal segment of the left lower lobe. Ann Thorac Surg, 68 : 332-338, 1999
21) 下大静脈の発生．「腹部CT診断120ステップ」（荒木力 著），pp.288-295, 中外医学社, 2001
22) 「臨床胸部X線診断学」（フェルソン 著，石川徹 訳），pp. 87-90, 廣川書店，1986
23) Hirose S & Cowles RA : Image in clinical medicine. Azygos lobe. NEJM, 356 (20) : 2082, 2007

第1章-2) 胸膜

◆ はじめに

　胸膜は肺を覆っている臓側胸膜と壁側胸膜で構成されており，この間が胸膜腔となる．臓側胸膜は葉間胸膜に連続がみられ，壁側胸膜は胸壁，縦隔，横隔膜面を覆う3つに分類される．

　また胸膜は胸膜腔面から中皮層，中皮下層，内弾力層，脈管層から形成されている．

　胸水は壁側胸膜で産生され，正常では1～5mLの胸水が胸腔内にみられる．

　立位では肋骨横隔膜溝が最も下方にあり，横隔膜後方で最も深い．左右の胸膜は前接合線と後接合線でお互いに接する．正常胸部単純写真では，葉間裂や接合線以外は同定できない．

　この項では，胸部単純写真に関連した異常とまぎらわしい胸膜の正常変異（apical cap，胸膜外脂肪層，葉間裂内脂肪，傍横隔膜隆起，奇静脈葉間裂，superolateral major fissure，veritical fissure，小葉間裂の二重線）について症例を提示して解説する．

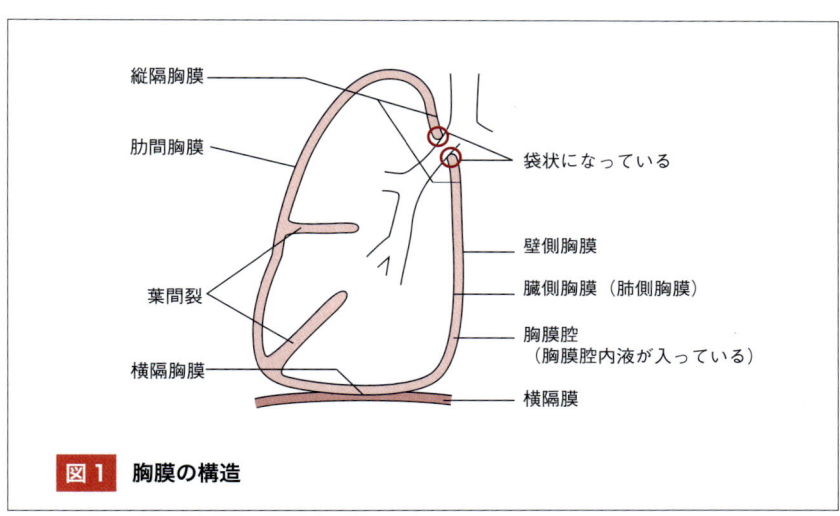

図1 胸膜の構造

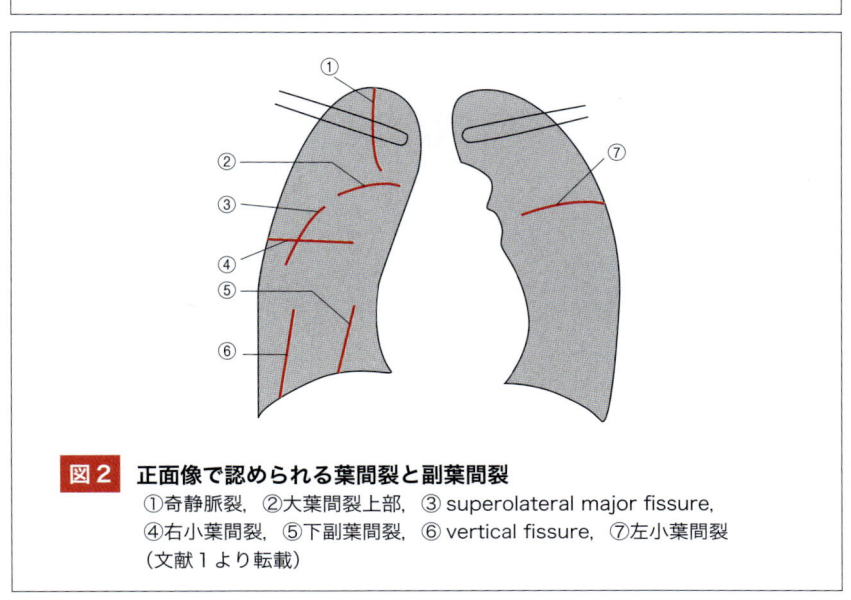

図2 正面像で認められる葉間裂と副葉間裂
①奇静脈裂，②大葉間裂上部，③superolateral major fissure，
④右小葉間裂，⑤下副葉間裂，⑥vertical fissure，⑦左小葉間裂
（文献1より転載）

参考文献 1)「胸部X線写真の読み方」（大場覚 著），pp.278，中外医学社，2001

第1章 -2） 胸膜

1. apical cap（肺尖帽）

図1 apical cap
40歳台，男性

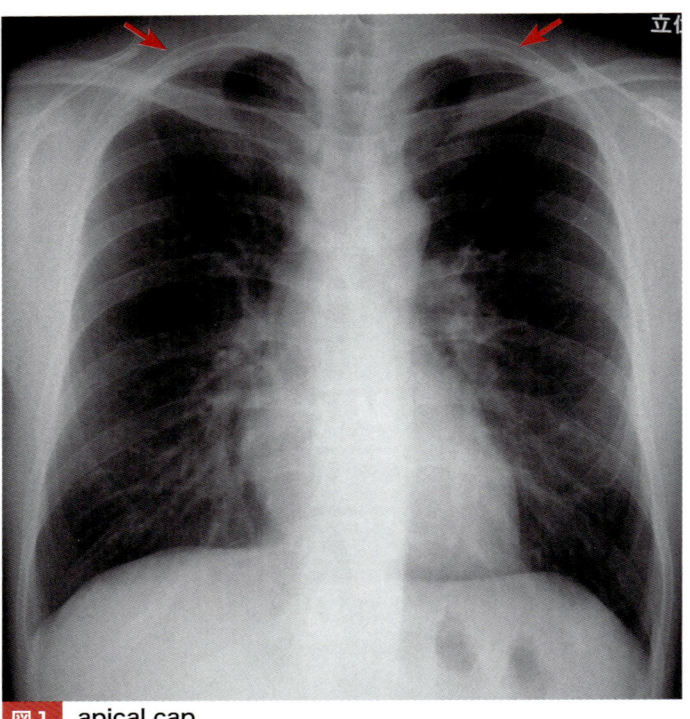

図1，2で，両側肺尖部に肥厚像が認められる．

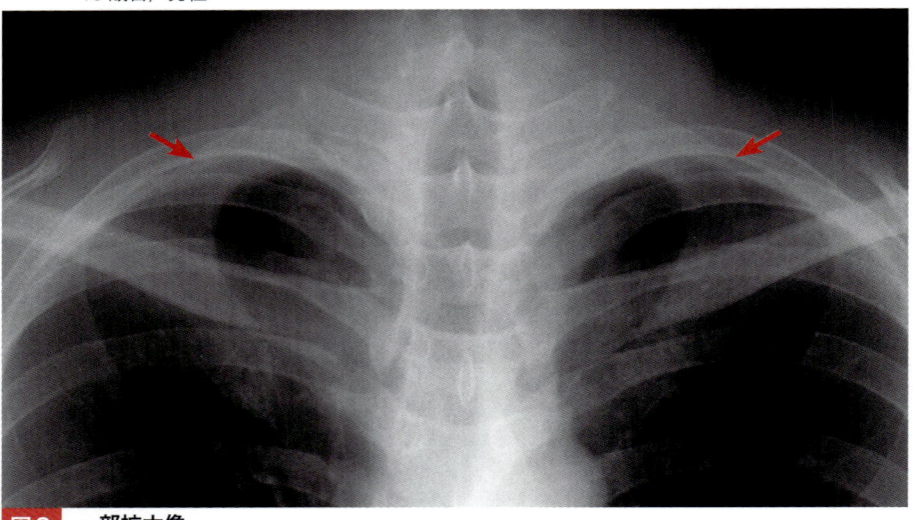

図2 一部拡大像
図1と同症例

理由 肺尖部の輪郭に沿って線維性の肥厚像が認められる陰影を apical cap といい，通常は幅5 mm 以下である（図1，2：矢印）．加齢とともに出現頻度が増加するといわれている．
肺尖の胸膜下の肺の非特異的線維性瘢痕であることが多い．

見間違い・見誤り 片側性で5 mm 以上の肺尖部の肥厚像では，結核などの陳旧性炎症像や Pancoast 腫瘍，胸膜中皮腫に注意しなければならない．

2. 胸膜外脂肪層 (extra pleural fat)

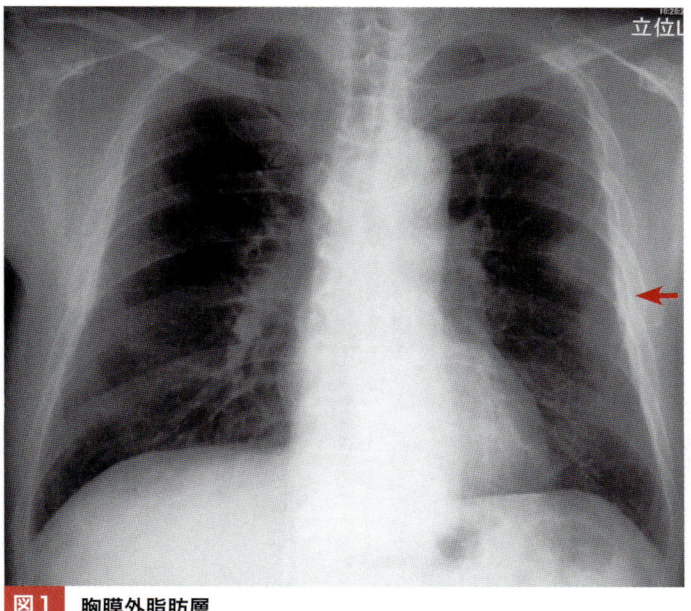

図1，2では，左中肺野の外側に胸膜の肥厚像を思わせる陰影があり，その外側には線状の脂肪濃度が認められる（**図1，2**：矢印）．CTの再構成冠状断像（**図3**）では，左胸膜の肥厚と石灰化があり，その外側に脂肪濃度を呈する胸膜外脂肪が厚く描出されている．

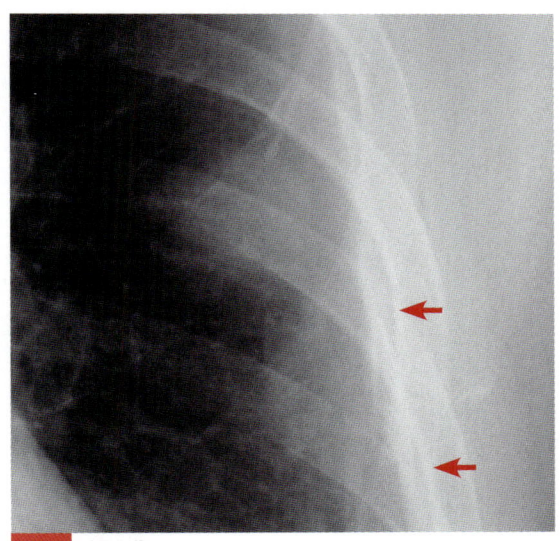

図1 胸膜外脂肪層
60歳台，男性

図2 拡大像
図1と同症例

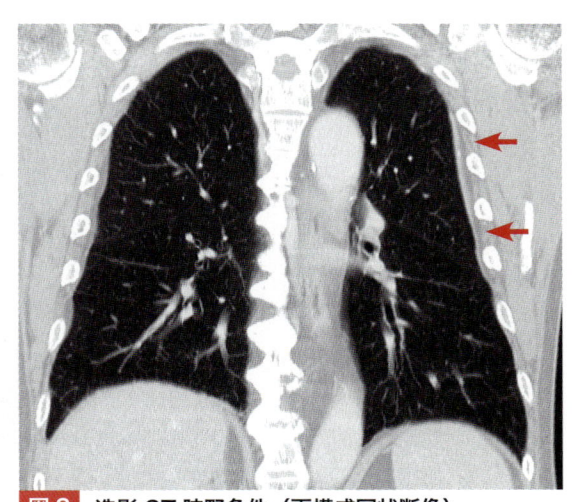

図3 造影CT肺野条件（再構成冠状断像）
図1と同症例

理由 壁側胸膜と胸壁の間に胸膜外脂肪層が存在し，特に第4～8肋骨レベルの後外側で厚い．胸部X線正面像では外側の胸膜外脂肪層と肺と接する面がX線に対して接線方向になり，胸壁の内側に胸膜肥厚像と紛らわしい陰影を形成する．

個人で差があり，肥満などの栄養状態とは関係ないとされている．胸膜炎後の胸膜肥厚では胸膜外脂肪層が肥厚していることがある．

見間違い・見誤り 胸膜肥厚がない胸膜外脂肪層の増加では，胸膜肥厚と間違えやすいため注意する．胸膜外脂肪層は左右対称性に認められることが多く，胸膜肥厚との鑑別になる．

3. 葉間裂内脂肪 (intrafissural fat pad)

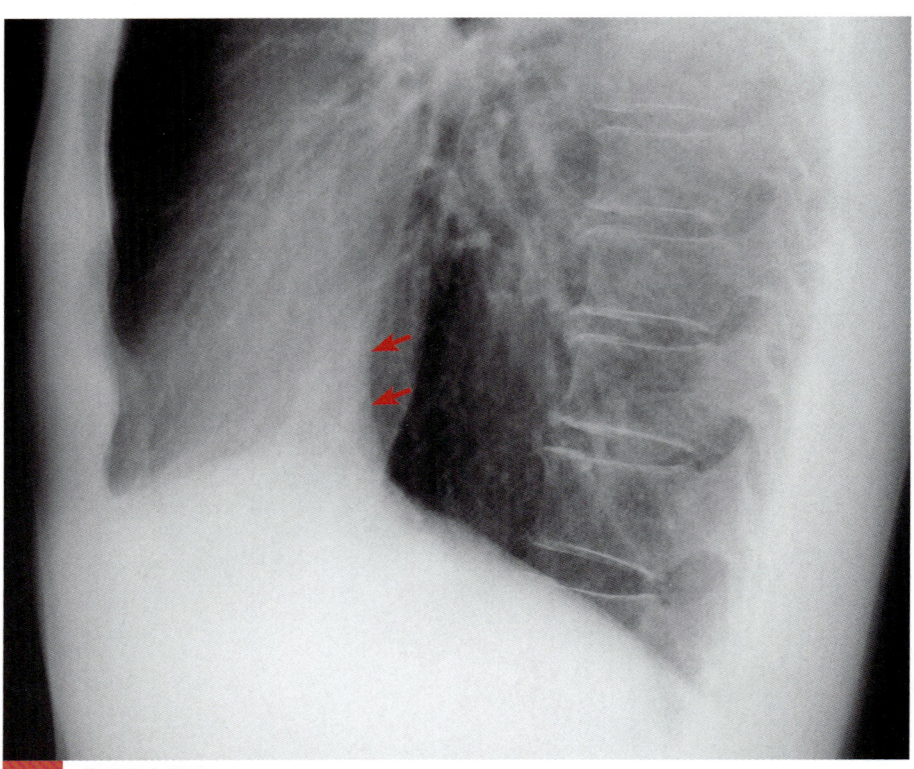

図　葉間裂内脂肪
56歳，男性

■ 横隔膜を底辺にした三角形状の陰影が認められる（図：矢印）．

理由　側面像においてみられる，横隔膜から主葉間裂内に連続する横隔膜を底辺とする三角形の陰影であり（図），横隔膜上の脂肪組織が主葉間裂内に入り込むことが原因と考えられている．

見間違い・見誤り　主葉間裂内の胸水や胸膜肥厚と間違わない．胸膜肥厚では三角形の形状を示さないことが多く，胸水は側面像で後部肋骨横隔膜角の鈍化の胸水貯蓄の所見がみられる．

第1章 -2) 胸膜

4. 傍横隔膜隆起 (juxtaphrenic peak)

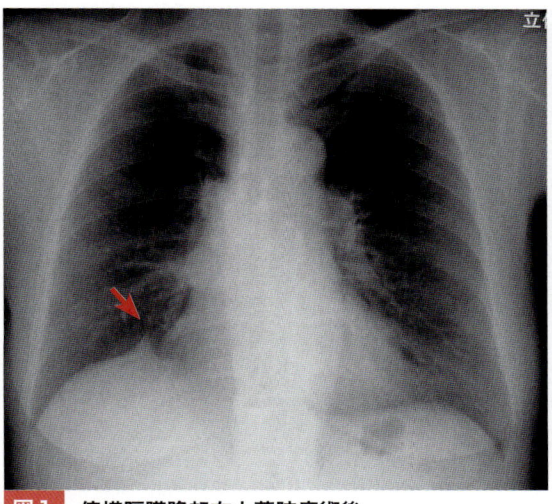

図1 傍横隔膜隆起右上葉肺癌術後
60歳台，女性

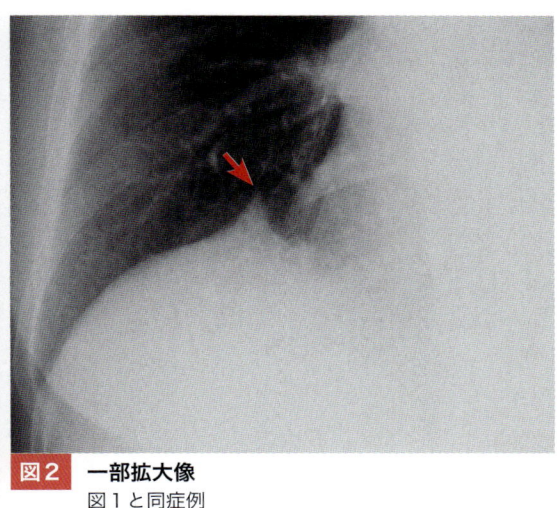

図2 一部拡大像
図1と同症例

図3 CT（再構成冠状断像）
図1と同症例

図1，2では右上葉肺癌術後で，右横隔膜には上方に頂点をもつ三角状の挙上を認める．CTの再構成冠状断像では右横隔膜のテント状の挙上とそれと連続する下副葉間裂が描出されている（図3：矢印）．

理由 傍横隔膜隆起とは左右上葉の無気肺や術後，結核，上葉の強い虚脱ないし収縮性変化でみられる横隔膜傍部のテント状の挙上である．下副葉間裂が関与していると考えられている．
下副葉間裂：右下葉の内側肺底区（S7）とその他の部位を隔てるもので，ほとんどは右側にみられ，正面像では横隔膜の内側1/3から上内方に向かう線状影として認められる（図1，2：矢印）．

見間違い・見誤り 胸膜の癒着と間違わない．

第1章 -2) 胸膜

5. 奇静脈葉間裂 (azygos fissure)

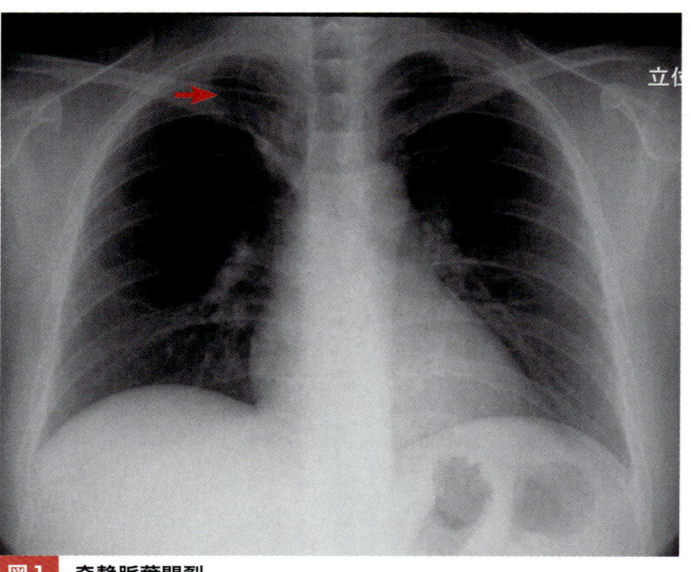

図1 奇静脈葉間裂
50歳台，女性

図2 一部拡大像
図1と同症例

図3 CT（肺野条件）
図1と同症例

胸部X線正面像（図1，2）では，右肺尖部から肺門上部にかけて走行する曲線状の線状影がみられ（図1，2：矢印），外側に凸となっている．CTでは，胸椎椎体右側から肺内を貫いて前方の上大静脈に連続している（図3：矢印）．

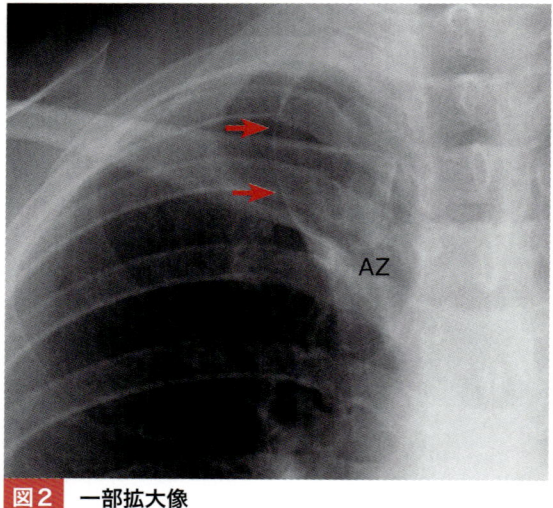

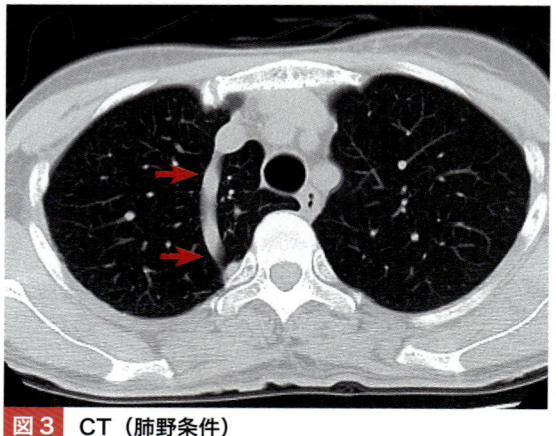

理由 奇静脈葉間裂は胸部X線写真では0.4〜0.5％の頻度でみられ，上葉はこれにより部分的に分離される．奇静脈は葉間裂内を走行し，通常よりも奇静脈弓は位置が高く，tear drop状（図2のAZ）を呈する．2枚の臓側と2枚の壁側胸膜が存在する〔第1章-1）-16も参照〕．

見間違い・見誤り ブラや陳旧性炎症による胸膜陥入像と間違わない．特長的な所見であり，鑑別可能である．

第1章 -2）胸膜

6. superolateral major fissure
（大葉間裂の上外側縁）

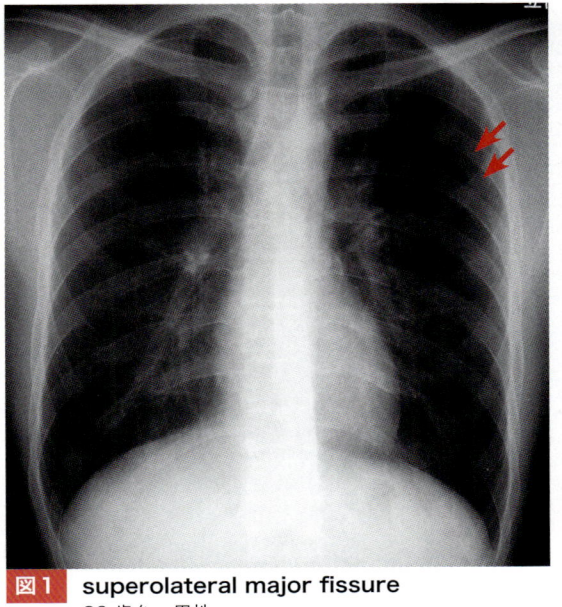

図1 superolateral major fissure
20歳台，男性

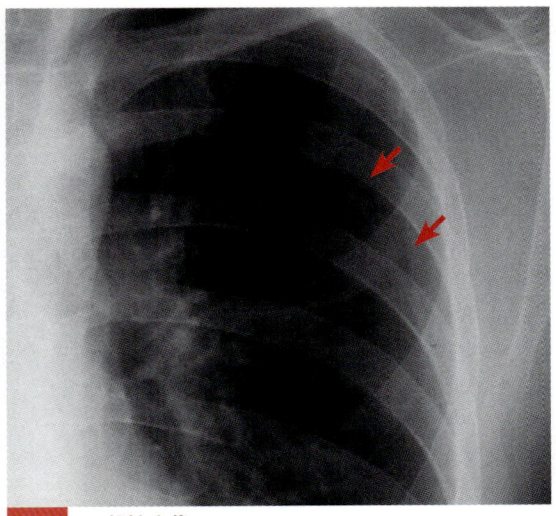

図2 一部拡大像
図1と同症例

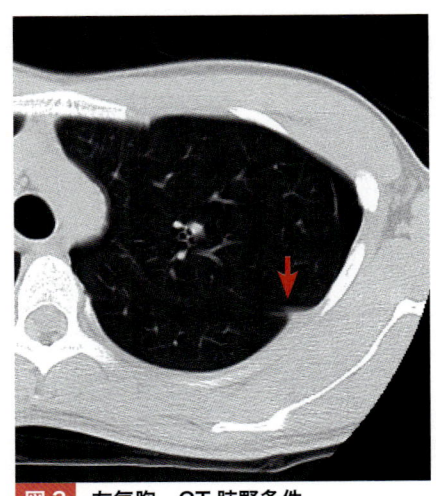

図3 左気胸，CT 肺野条件
20歳台，男性，図1と別症例

胸部X線正面像（図1，2）では，左上肺野から中肺野外側に向かう線状影が認められる．別症例であるが，CT（図3）では気胸とは別に葉間裂に胸膜外脂肪がみられ，前後方向での接線を形成している．

理由 上肺野から中肺野外側部の胸壁に向かうカーブする線状影で，外側に凸となる（図1：矢印）．この線状影の外側では透過性が低く，内側では透過性が高い境界線となる（図2：矢印）．大葉間裂上部外側での葉間に進入する胸膜外脂肪層による線状影（図3：矢印）である．下葉S6の上縁にあたるのでS6がここまで高い位置にあることが認識できる．

見間違い・見誤り 気胸と間違わない．気胸との鑑別のポイントは線状影の外側の透過性が低いことである．

第1章 -2) 胸膜

7. vertical fissure

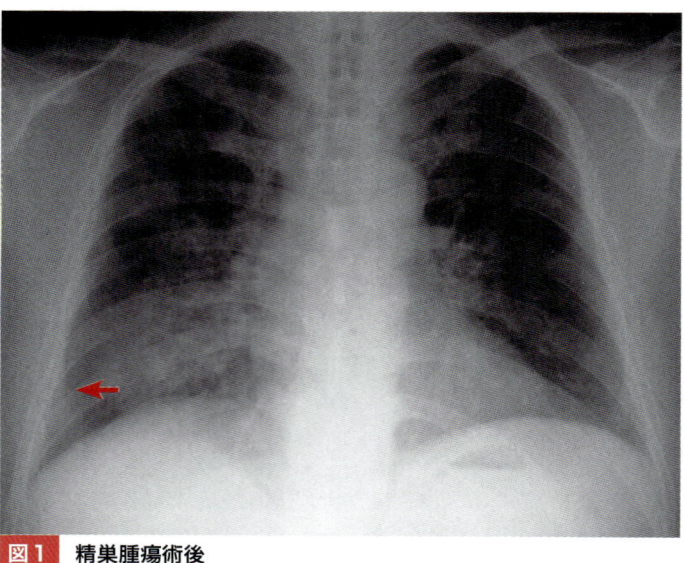

図1 精巣腫瘍術後
40歳台，男性

胸部X線正面像（**図1，2**：矢印）では，右下肺野には浸潤影があり，気管支肺炎の所見がみられるが，その右下肺野外側には胸壁に平行に走る線状影が認められる．CTでは，大葉間裂内に入り込む胸膜外脂肪層がみられ，前後方向では接線を形成している（**図3**：矢印）．

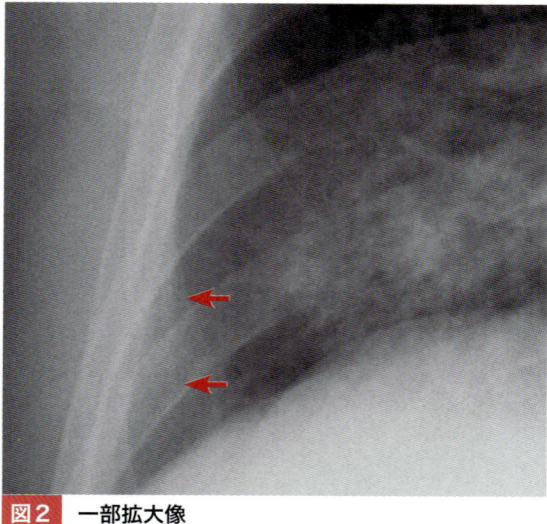

図2 一部拡大像
図1と同症例

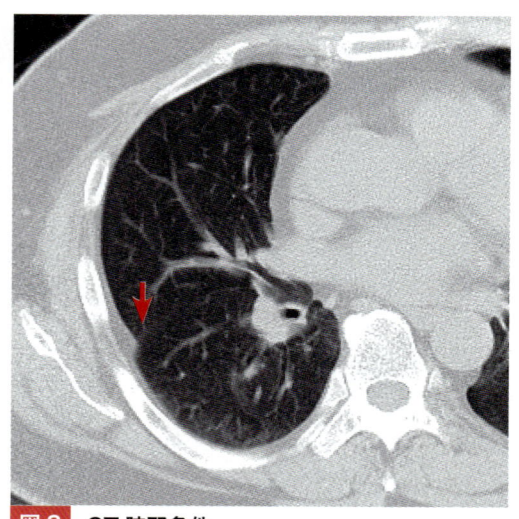

図3 CT 肺野条件
図1と同症例

理由 virtical fissure とは右下肺野外側に胸壁に平行に走る線状影をいう．前項の superolateral major fissure と同様の表現をすれば inferolateral major fissure ということになる．
　下葉の容積減少例や少量の胸水がある成人，心拡大を有する乳幼児にみられる．

見間違い・見誤り 気胸と間違わない．気胸と違い胸膜側には透過性亢進はなく，透過性低下がみられる．

第1章-2) 胸膜

8. 小葉間裂の二重線

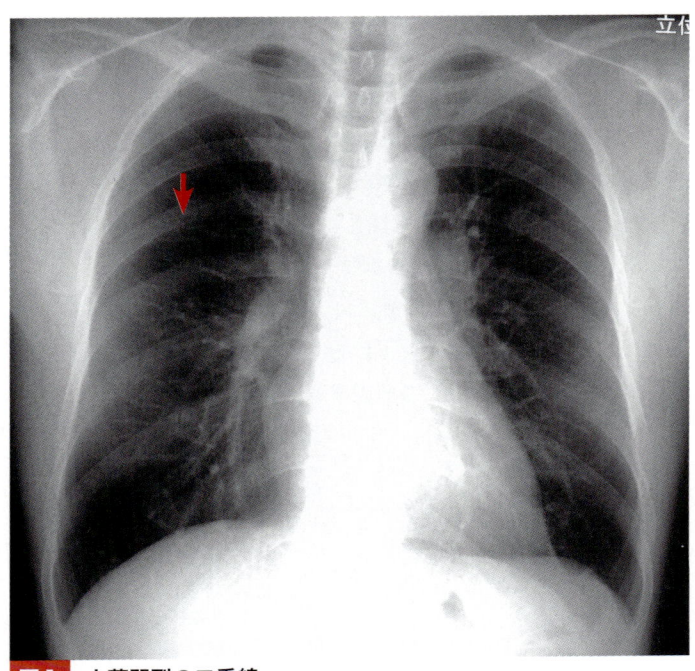

図1 小葉間裂の二重線
40歳台，男性

胸部X線正面像では，小葉間裂が二重線として描出されている（図1，2：矢印）．CTの再構成矢状断画像では，小葉間裂の真ん中付近では頭側に凸の形態を呈し，大葉間裂との付着部では下に凸の形態を呈している．そのため，胸部X線写真では二重線として描出された．

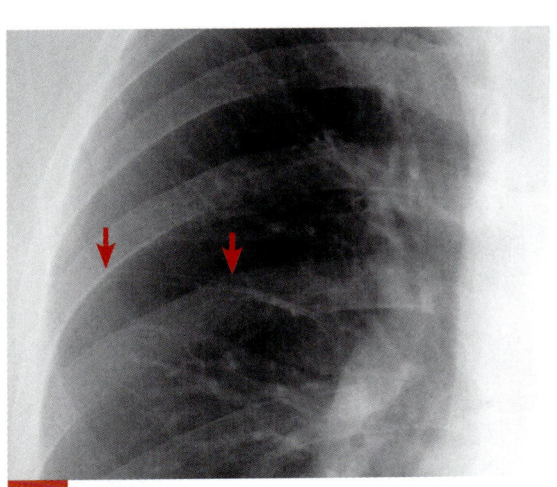

図2 一部拡大像
図1と同症例

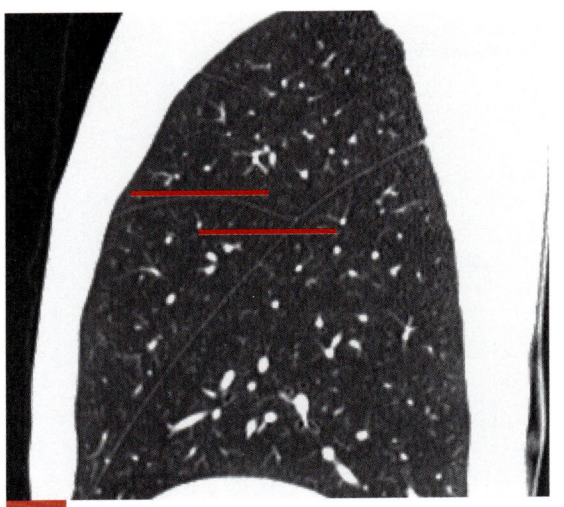

図3 CT（再構成矢状断像）
図1と同症例

理由 小葉間裂の前方部分と後方部分が上に凸と下に凸の2ヵ所で接線を形成するため二重線として描出される．本例のように前方部分が上に凸，後方部分が下に凸の形態をすることが多い．下葉S6の容積減少があるとみられやすい．

見間違い・見誤り 小葉間裂の肥厚や上副葉間裂と間違わない．

第1章 -3） 横隔膜

◆ はじめに

　横隔膜は，胸腔と腹腔を隔てる頑丈な筋組織である．主に呼吸筋として働く．横隔膜に関連した正常変異および先天異常を理解するためには，最低限の解剖の理解が必要である．

　図に示すように，横隔膜は3つの筋組織，すなわち①**横隔膜胸骨部**，②**横隔膜肋骨部**，および③**横隔膜腰椎部（横隔膜脚を含む）**と線維組織である腱中心からなる．また胸腔と腹腔をつなぐ3つの"あな"を有する．すなわち，上から①大動脈裂孔（第12胸椎レベル），②食道裂孔（第10腰椎レベル）および③大静脈孔（第8もしくは9腰椎レベル）である．

　本項では，胸部X線写真に関係した生理的変化（吸・呼気および立・臥位での変化），横隔膜に関連した異常とまぎらわしい正常変異（穹分割，テント状影，ボケ像，挙上），および横隔膜ヘルニアを中心とする先天異常について症例を呈示して解説する．

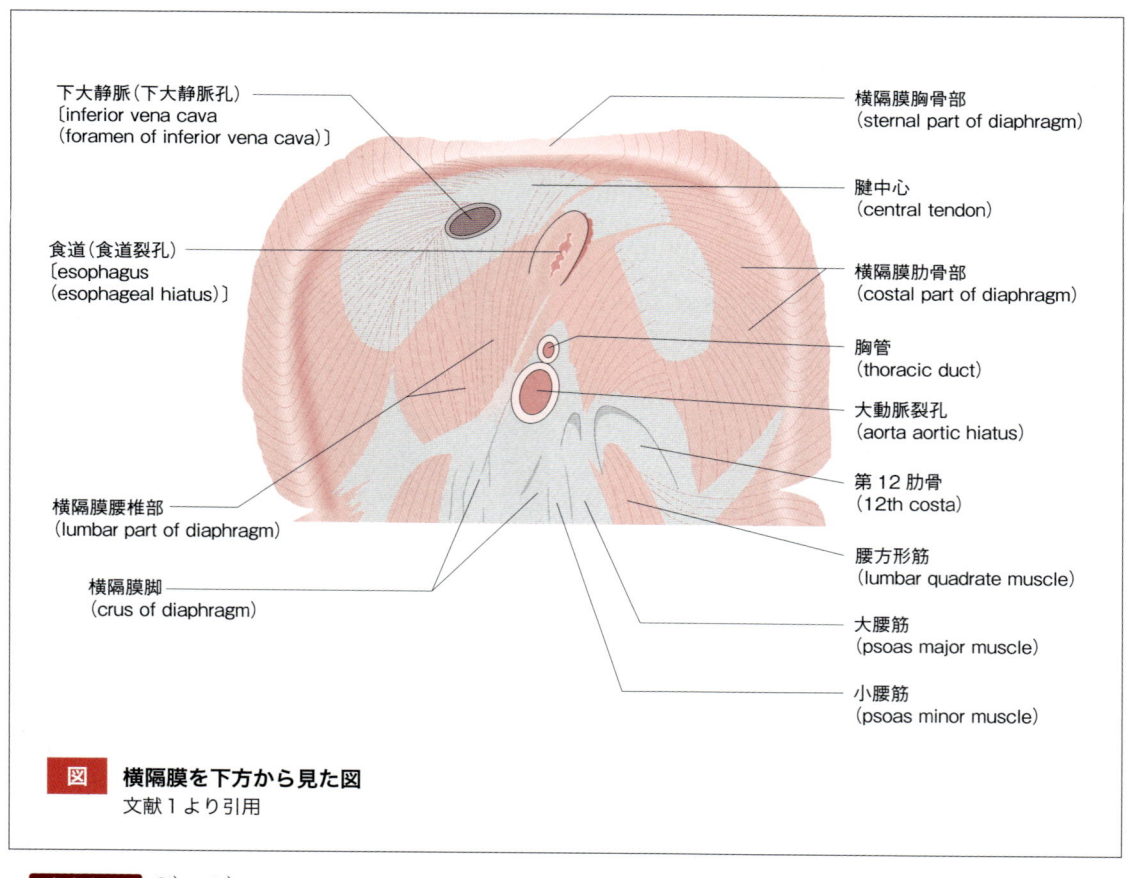

図　横隔膜を下方から見た図
文献1より引用

参考文献 2），3）

第1章 -3) 横隔膜

1. 横隔膜の高さの左右差および吸・呼気での相違
（difference of diaphragmatic level in respiratory state）

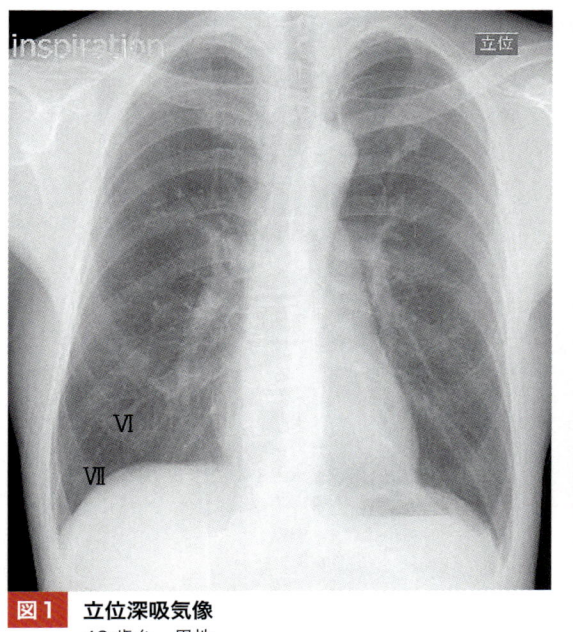

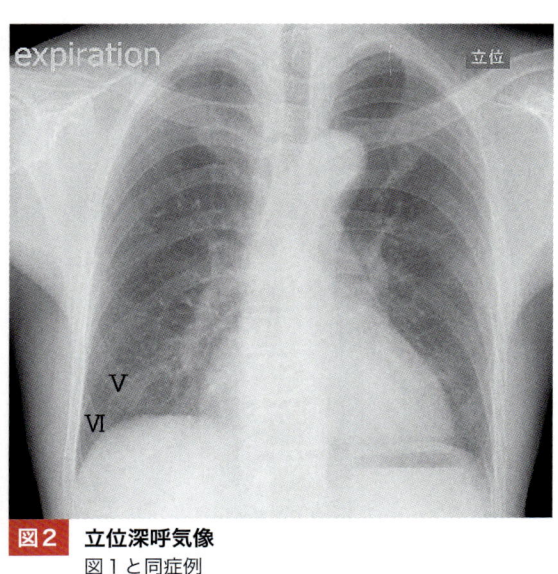

図1 立位深吸気像
40歳台，男性

図2 立位深呼気像
図1と同症例

右横隔膜の方が左に比し，約1/2肋間高位である．また吸気（図1）では右横隔膜ドーム頂点は第6，7前肋間，呼気（図2）では第5，6前肋間であり，約1肋間の高さの相違がある．同時に，心臓サイズ（呼気で大きい），肋間（呼気で狭い），および透過性（呼気で低下している）の相違にも注意してほしい．

理由 一般に右横隔膜の方が，約1/2肋間高位である．Felsonによる30,000以上の正常胸部X線写真の検討では，89％の症例で，右横隔膜が0〜3cm高かった．他は9％で左横隔膜が右と等しいかもしくは高い，2％で右横隔膜が左より3cm以上高かった．右横隔膜が左より高い理由として，左側に心臓があることが挙げられている．その証拠として内臓逆位を伴わない右胸心の症例では，右側横隔膜が低い．また横隔膜の呼吸性変動は，右で53±16mm，左で46±12mmという報告がある．

見間違い・見誤り 例外的に左横隔膜が高いこと，および右横隔膜が異常に高いことがあることは，知っておくべきである．

参考文献 4)，5)

第1章 -3) 横隔膜

2. 吸気立・臥位および呼気立・臥位での横隔膜の高さの相違
(difference of diaphragmatic level between upright and supine position)

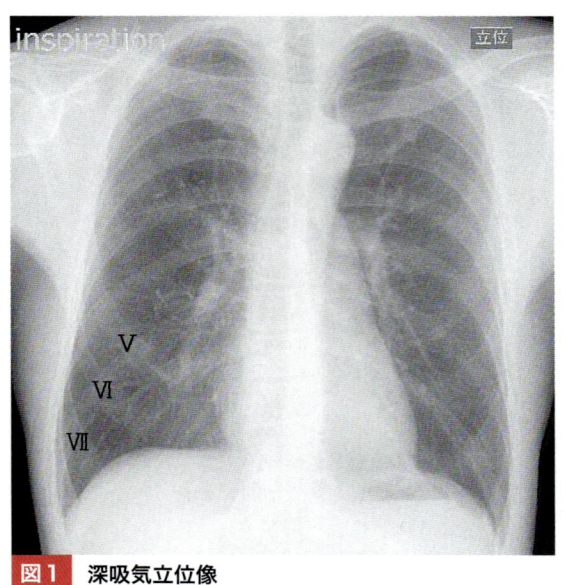

図1 深吸気立位像
40歳台，男性〔1章-3〕-1，図1と同写真〕

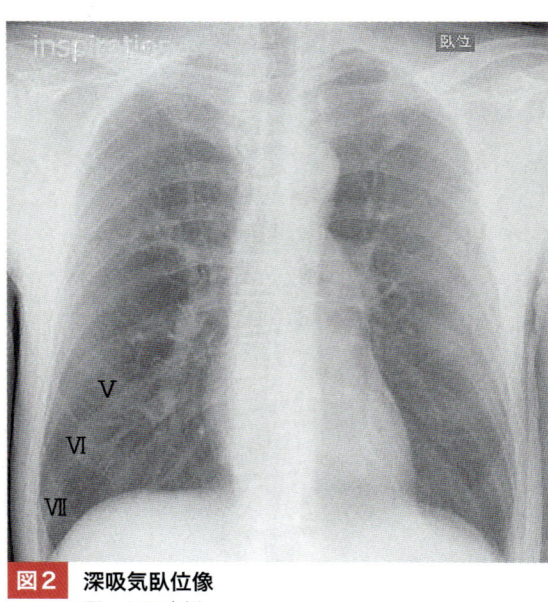

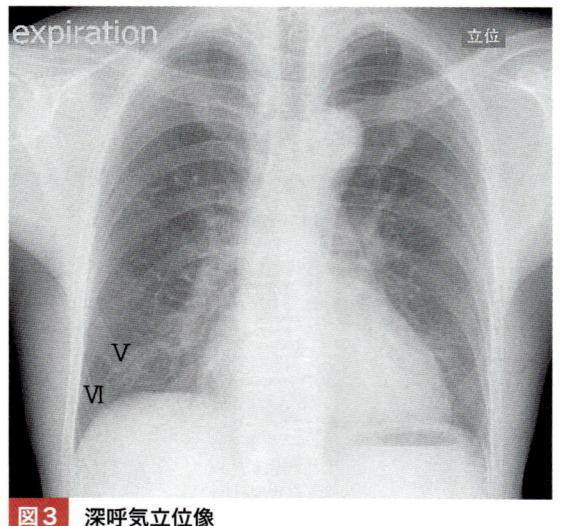

図2 深吸気臥位像
図1と同症例

図3 深呼気立位像
40歳台，男性〔1章-3〕-1，図2と同写真〕

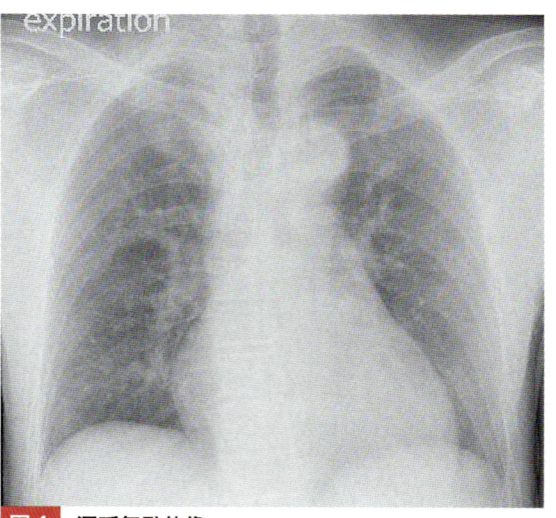

図4 深呼気臥位像
図3と同症例

吸気立位（図1）および吸気臥位（図2）での横隔膜の高さの相違については，成書をあたったが，記載がない．自験例を見る限りにおいては，いずれも右横隔膜ドーム頂点は第6，7前肋間で大差ないが，吸気臥位では，両側横隔膜高位の差が少なくなっている印象がある．しかし，呼気立位（図3）および呼気臥位（図4）では，呼気臥位像で横隔膜がより高位であり，横隔膜ドーム形成も著明である．

理由 臥位では腹腔内圧が上昇し，横隔膜がより挙上することを予想したが，意外な結果であった．深吸気に伴う頭側からの横隔膜への圧力が腹腔内を上回るためと考えられる．前項〔1章-3〕-1〕の立位吸・呼気の画像所見の顕著な相違に比し，体位に伴う相違が乏しい点は注目に値する．日常臨床で遭遇する臥位像（状態が悪い場合が多い）は，横隔膜高位であることが多く，十分な吸気位で撮像されていない可能性がある．

第1章-3) 横隔膜

3. 横隔膜穹分割 (scalloping)

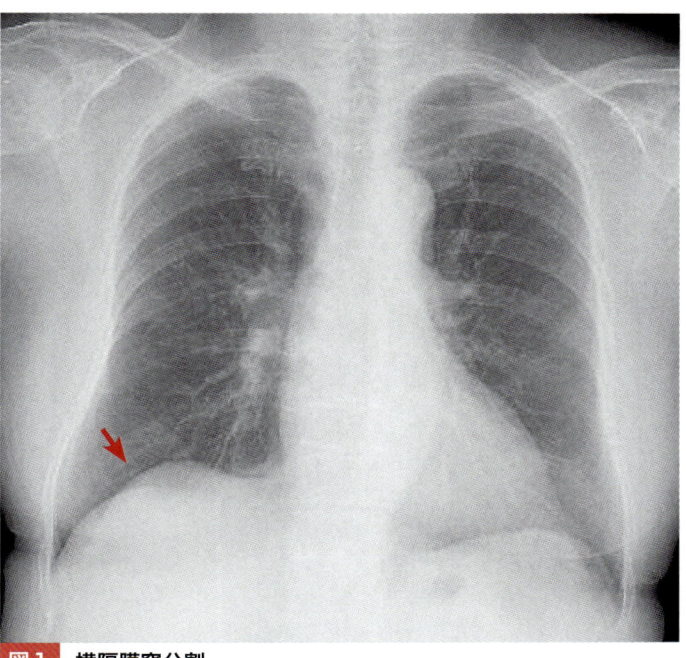

図1 横隔膜穹分割
70歳台，女性

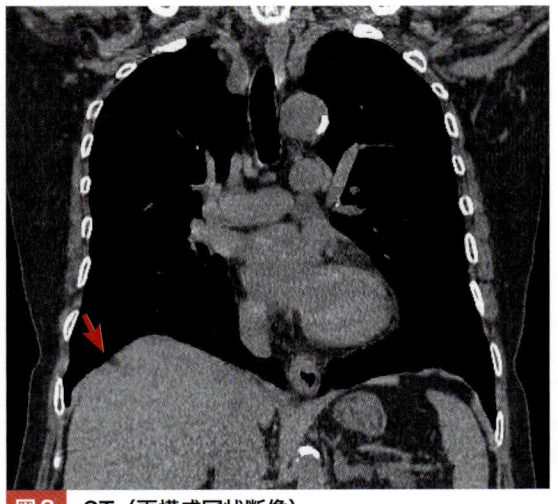

図2 CT（再構成冠状断像）
図1と同症例

右側の横隔膜が"波打つ"ような2つの小丘の連続像を呈している（図1）．CT（再構成冠状断像）では，小丘間に横隔膜筋束間の脂肪織が認められる（図2：矢印）．

| 理由 | 横隔膜穹分割は，第7～10肋軟骨に付着する肋骨部各筋束の収縮が接線方向に投影されたもので，正常変異である．2～4個の小丘が連続して認められる．呼吸および時間の経過により形態が変化する傾向がある．

| 見間違い・見誤り | 軽度の横隔膜部分弛緩症との鑑別を要するが，両者とも臨床的に問題となることはない．

| 参考文献 | 6)，7)

第 1 章 -3）横隔膜

4. 横隔膜内側部のテント状陰影 (tenting)

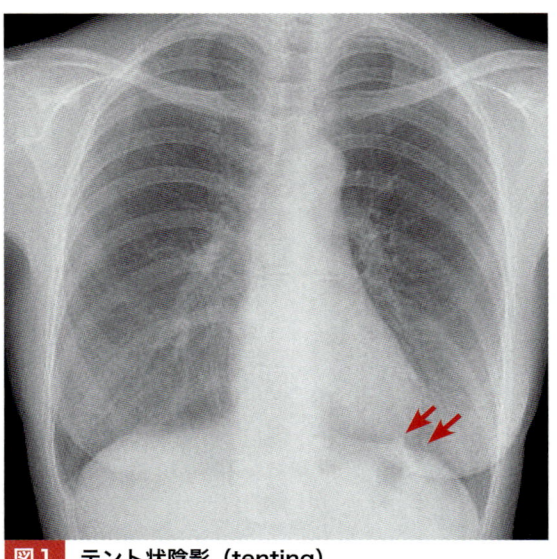

図1 テント状陰影（tenting）
40歳台，女性

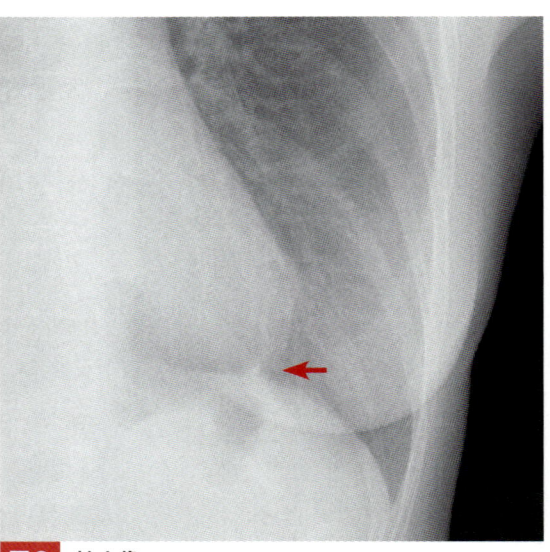

図2 拡大像
図1と同症例

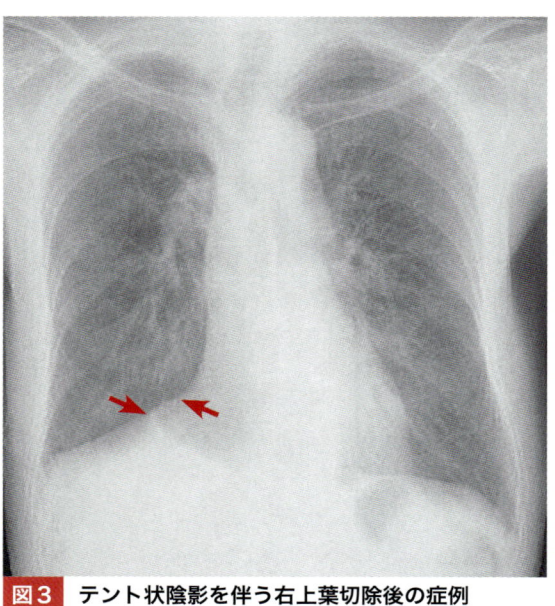

図3 テント状陰影を伴う右上葉切除後の症例

胸部X線写真（図1）および拡大像（図2）で，左横隔膜に内上方に走行するテント状の陰影（図1，2：矢印）がある．

理由 横隔膜肋骨部の肋軟骨付着部が，横隔膜の低下もしくは反転によってテント状に見えるものである．上肺野の含気低下（特に上葉無気肺，上葉切除後），肺気腫および深吸気時などでみられやすい．

見間違い・見誤り 陳旧性の横隔胸膜のひきつれ像との鑑別が問題になる．しかしいずれの病態も病的意義は乏しく，臨床的に問題となることはない．ただしテント状陰影をみた場合，上肺野の含気低下を疑う姿勢は必要である．ちなみに図3はテント状陰影（図3：矢印）を伴う右上葉切除後の症例である．

参考文献 7）

第1章 -3) 横隔膜

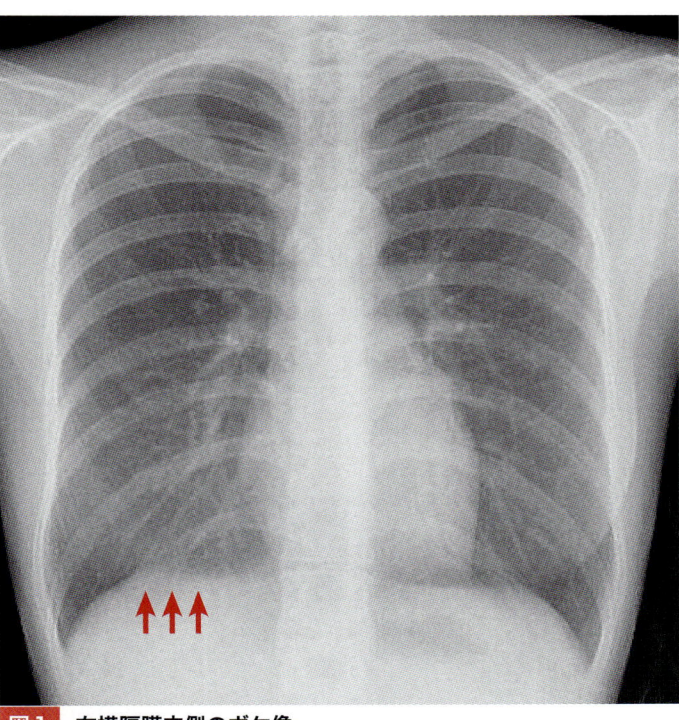

5. 横隔膜内側部の不明瞭化／ボケ像 (blurring)

図1 右横隔膜内側のボケ像
20歳台，女性

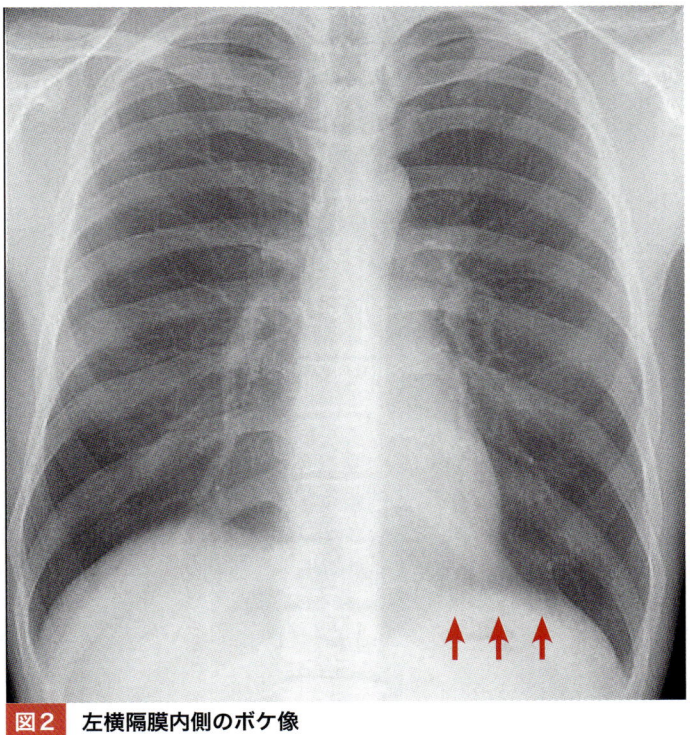

図2 左横隔膜内側のボケ像
20歳台，男性

いずれの症例も健常若年者であるが，右横隔膜円蓋の内側（図1：矢印）および左横隔膜円蓋の内側（図2：矢印）に数cmにわたるボケ像がそれぞれみられる．

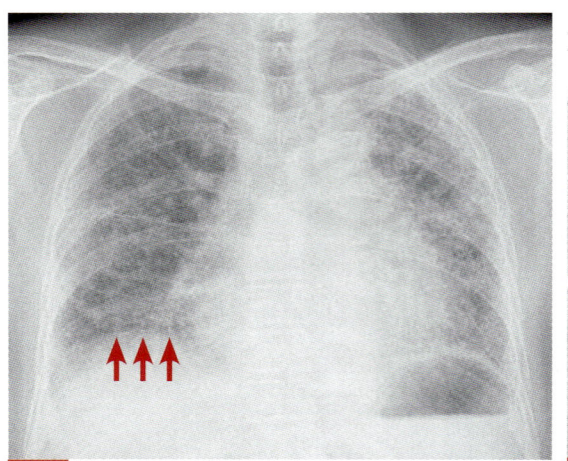

図3 【参考症例1】肺線維症，両側横隔膜ライン不明瞭化
80歳台，男性

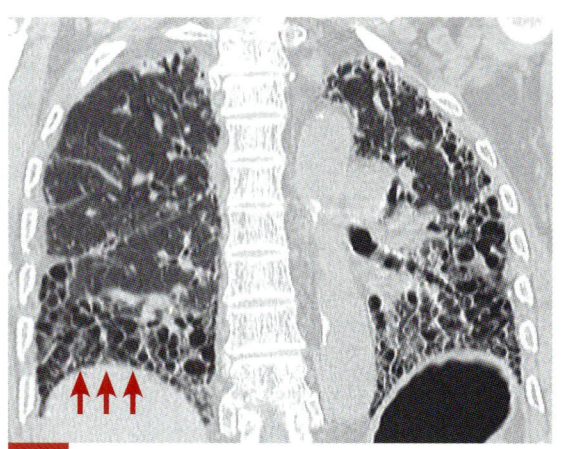

図4 CT（再構成冠状断像）
図3と同症例

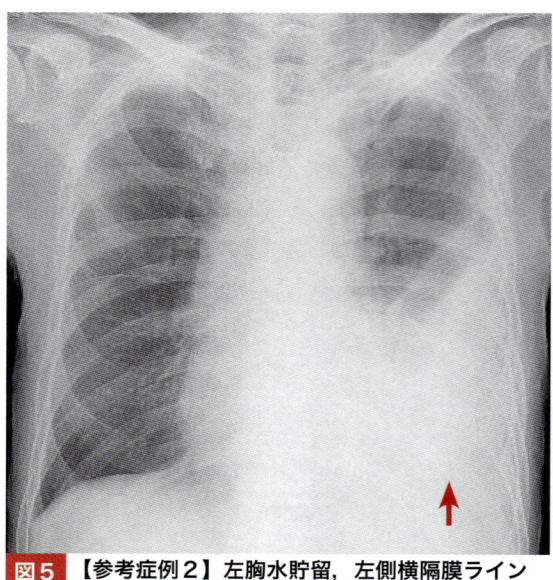

図5 【参考症例2】左胸水貯留，左側横隔膜ライン不明瞭化
80歳台，男性

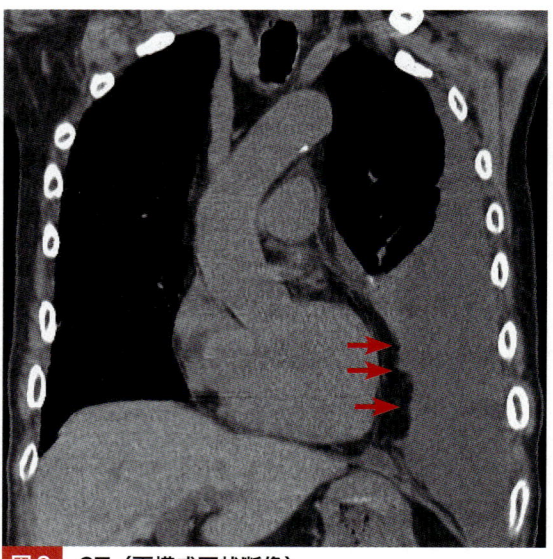

図6 CT（再構成冠状断像）
図5と同症例

理由 以前は，肺横隔膜間膜の関与が指摘されていたが，現在は，下葉内側肺底区（S7）が分葉して，その分葉したS7が深吸気時に過膨張状態になり，それに接する横隔膜が区域性に平坦ないしは反転され，X線束と平行にならないためと考えられている．右側に約10%，左側に約20%にみられ，両側性にみられることもある．

見間違い・見誤り 胸膜癒着，横隔膜近傍に存在し，横隔膜辺縁をシルエットアウトする疾患など見間違う．**参考症例1**は，肺線維症の症例で，両側横隔膜が不明瞭化している（**図3**）．CTで，病変と横隔膜との関係が明瞭である（**図4**）．**参考症例2**は，左大量胸水の症例である．胸部X線写真上，左横隔膜が消失している（**図5**）．CT上，左胸腔を占める大量胸水がある（**図6**）．

6. 腹腔内異常による横隔膜挙上：Chilaiditi 症候群（Chilaiditi's syndrome）

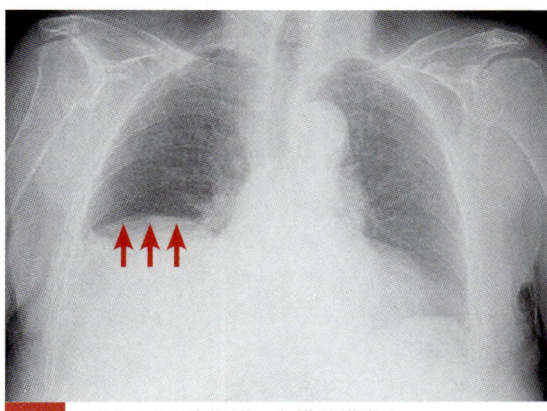

図1 Chilaiditi 症候群，右横隔膜挙上
80 歳台，女性

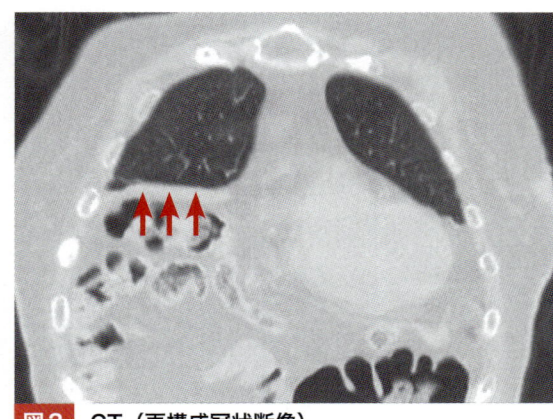

図2 CT（再構成冠状断像）
図1と同症例

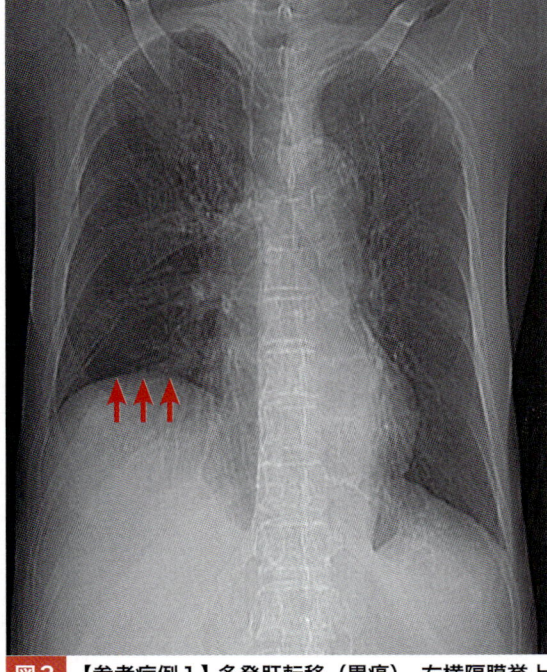

図3 【参考症例1】多発肝転移（胃癌），右横隔膜挙上
70 歳台，男性

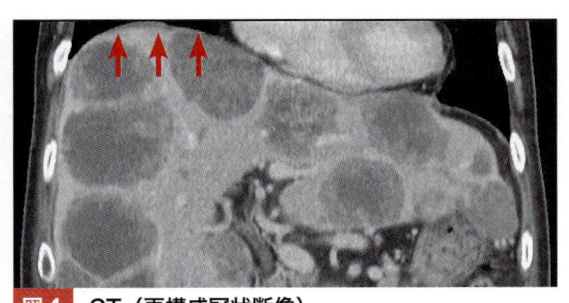

図4 CT（再構成冠状断像）
図3と同症例

胸部X線写真（図1）では，右横隔膜が著明に挙上している．横隔膜下にガス貯留の所見がある．CT（再構成冠状断像）（図2）では，右横隔膜直下に大腸が存在し，横隔膜が挙上しているのがわかる．Chilaiditi 症候群（右横隔膜／肝臓上面間に腸管が介在）である．日常，よくみられる正常変異である．

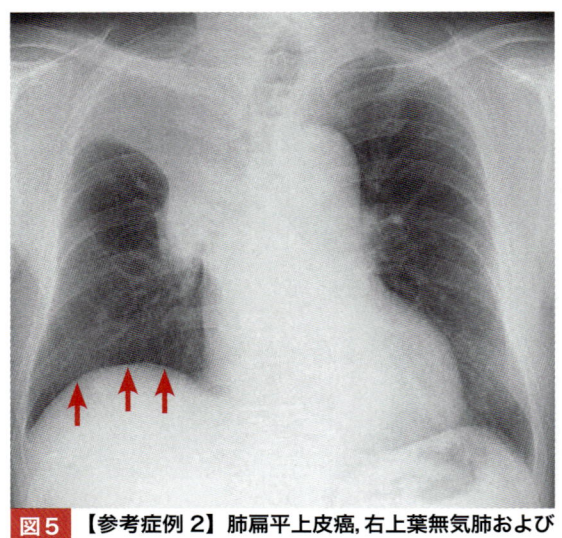

図5 【参考症例2】肺扁平上皮癌，右上葉無気肺および右横隔膜挙上
70歳台，男性

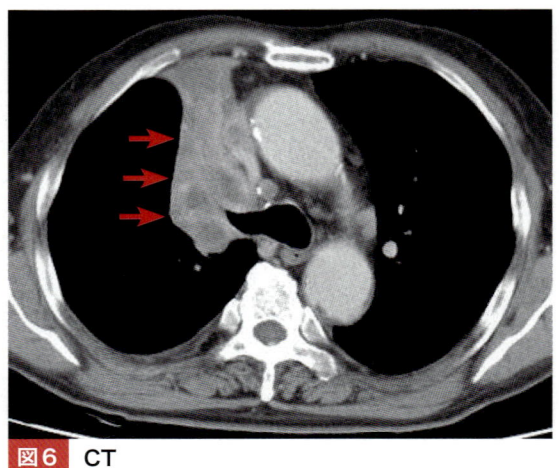

図6 CT
図5と同症例

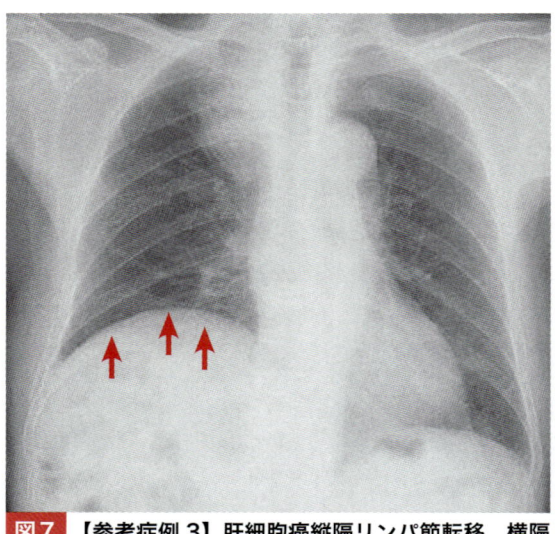

図7 【参考症例3】肝細胞癌縦隔リンパ節転移，横隔神経麻痺および右横隔膜挙上
70歳台，男性

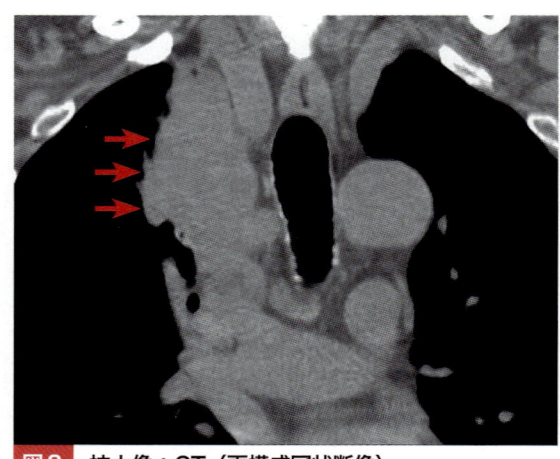

図8 拡大像：CT（再構成冠状断像）
図7と同症例

見間違い・見誤り 片側横隔膜挙上では，腹腔内/胸腔内病変および横隔神経麻痺などの存在を鑑別にいれなければならない．特に右側では，肝内腫瘤が原因のことがある．**参考症例1，2，3**はそれぞれ胃癌多発肝転移例，肺癌による右上葉無気肺例および肝細胞癌縦隔リンパ節転移に伴う右横隔神経麻痺例である．いずれの症例も右横隔膜が著明に挙上している（**図3〜8**）．

参考文献 5），8）

第1章 -3) 横隔膜

7. 横隔膜ヘルニア (diaphragmatic hernia)
①食道裂孔ヘルニア，②Bochdalek 孔ヘルニア

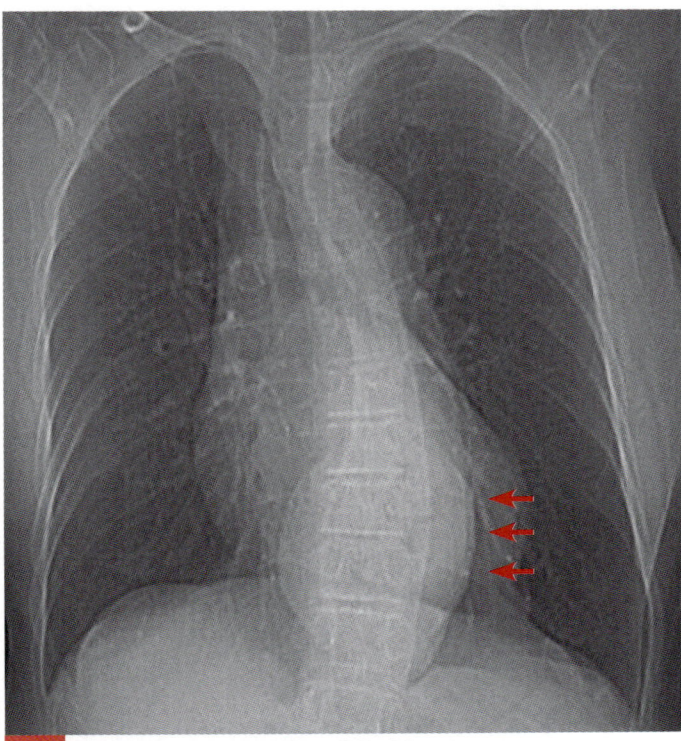

図1 【症例1】スカウト画像：食道裂孔ヘルニア
70歳台，女性

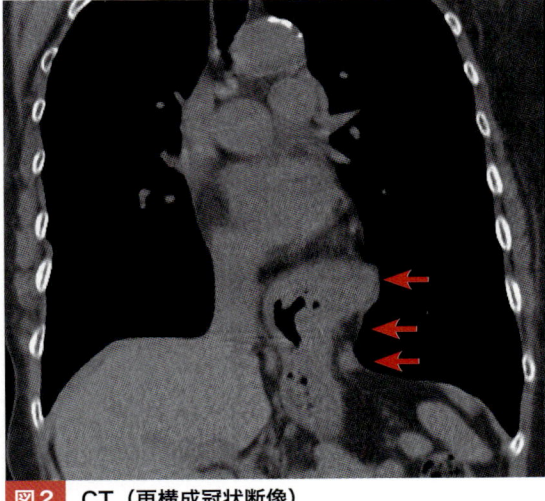

図2 CT（再構成冠状断像）
図1と同症例

症例1（食道裂孔ヘルニア）のスカウト画像（**図1**）では，心臓に重なる紡錘状の陰影（**図1**：矢印）を認識できる．CT（再構成冠状断像）（**図2**）では，腹腔内から胸腔内へ進入する食道裂孔ヘルニア（**図2**：矢印）を正確に把握できる．

第1章　肺（血管）・胸膜・横隔膜

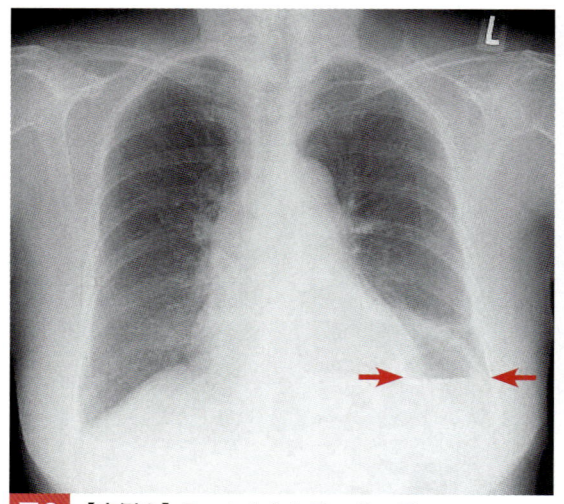

| 図3 | **【症例2】Bochdalek 孔ヘルニア**
80歳台，女性

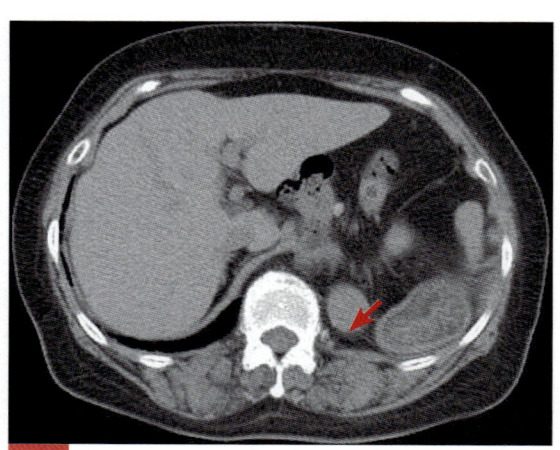

| 図4 | **CT**
図3と同症例

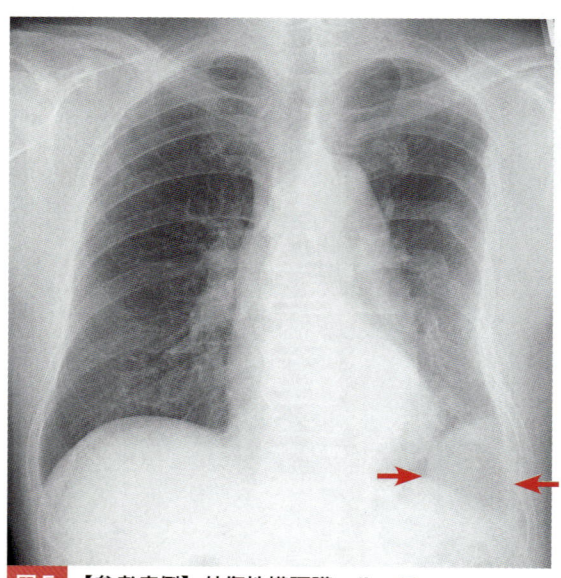

| 図5 | **【参考症例】外傷性横隔膜ヘルニア**
80歳台，男性

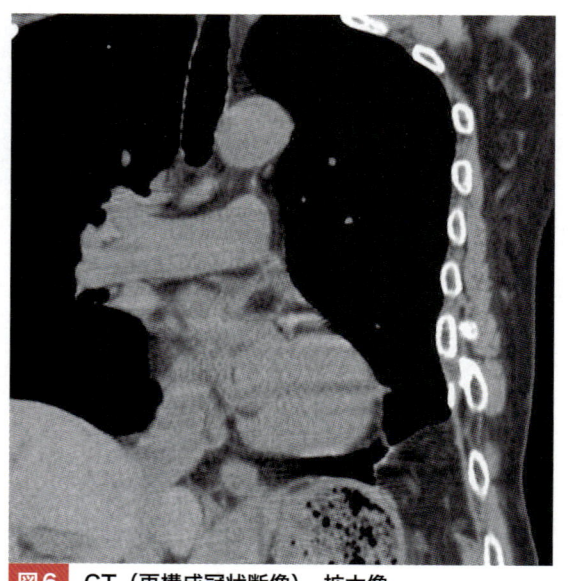

| 図6 | **CT（再構成冠状断像），拡大像**
図5と同症例

> 症例2（Bochdalek 孔ヘルニア）（図3）では，左胸腔内に横隔膜を超えて進展する含気を有する腹腔内臓器（図3：矢印）が認識できる．CT（図4）では，左横隔膜脚の形成がなく（図4：矢印），Bochdalek 孔ヘルニアであることがわかる．

| 理由 | 横隔膜ヘルニアと診断するためには横隔膜欠損および腹腔内臓器もしくは器官の胸腔内への脱出を確認する必要がある．そのためにはCT（再構成冠状断像）を積極的に利用すべきである．

| 見間違い・見誤り | 胸部X線写真のみでは，縦隔腫瘍と誤診されることがある．特に食道裂孔ヘルニアは，高齢女性では比較的多く遭遇する．**参考症例**は外傷性ヘルニア例（図5，図6）である．外傷の既往がある場合，考慮する必要がある．

| 参考文献 | 9），10）

8. 横隔膜部分弛緩症
（eventration of the diaphragm）

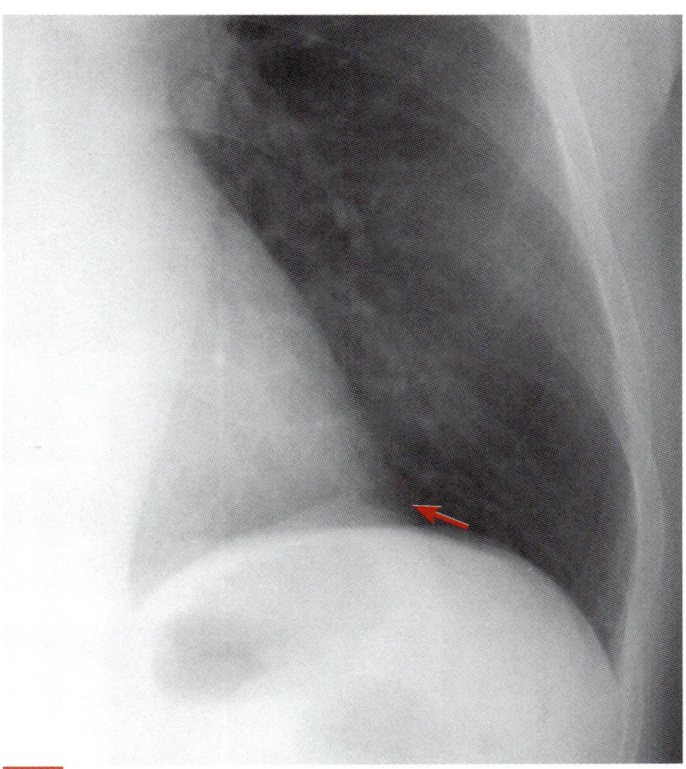

第1章 -3）横隔膜

図1 横隔膜部分弛緩症
70歳台，男性

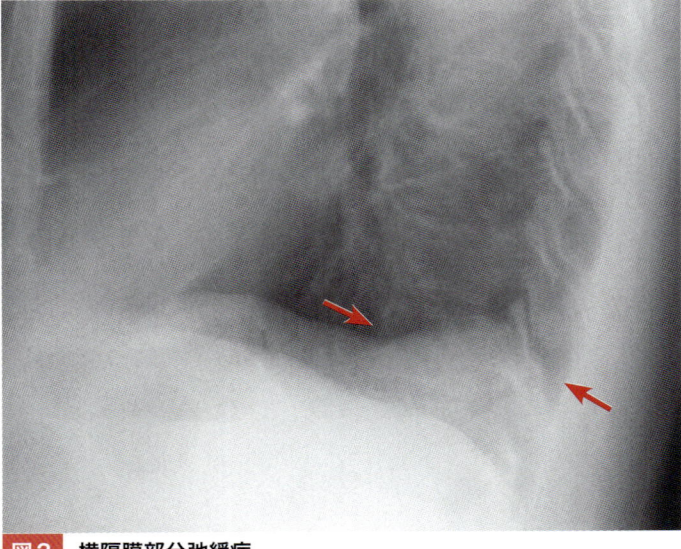

図2 横隔膜部分弛緩症
図1と同症例

本症例は健康診断症例である．左横隔膜が限局性に挙上している（図1，2：矢印）．

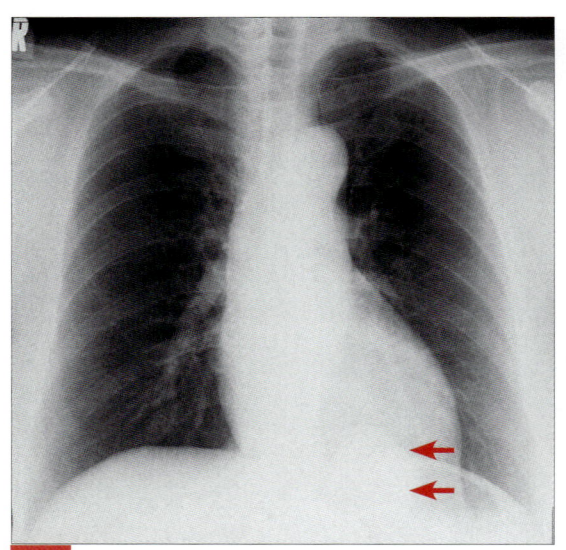

図3 【参考症例】横隔膜内発生気管支原性嚢胞
40歳台，女性

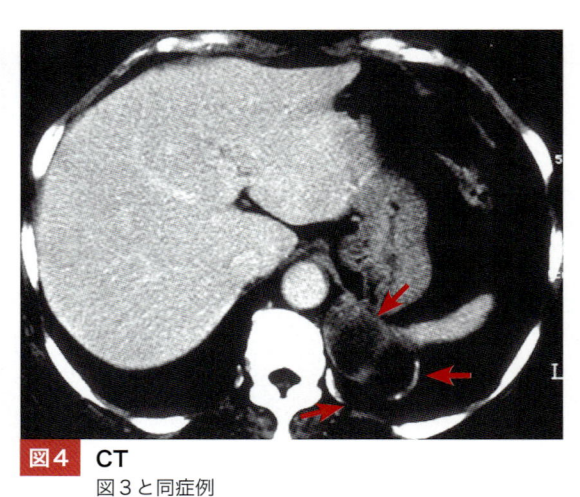

図4 CT
図3と同症例

図5 肉眼病理組織像
図3と同症例

> **見間違い・見誤り** 横隔膜部分弛緩症の場合，横隔膜が限局性に突出する横隔膜弯分割（scalloping）や横隔膜内病変などが鑑別の対象になる．**参考症例**は，左横隔膜内に発生した気管支原性嚢胞である．左横隔膜が限局性に突出している（図3～5）．
>
> **参考文献** 5）

参考文献

1) 横隔膜のX線解剖.「新 画像診断のための解剖図譜 肺・縦隔・横隔膜」(大場覚 編) メジカルビュー社, pp.154-161, 1990
2) Panicek DH, et al.：The diaphragm：Anatomic, pathologic, and radiologic considerations. RadioGraphics, 8：385-425, 1988
3) Tarver RD, et al.：Symposium on Nonpulmonary Aspects in Chest Radiology. The diaphragm. Radiol Clin North Am, 22(3)：615-631, 1984
4)「臨床胸部X線診断学」.（フェルソン 著, 堀信一ら 訳), pp.544, 廣川書店, 1977
5) Fraser RS, et al.：Diagnosis of diseases of the chest. Abnormalities of diaphragmatic position and motion, Chapter 77 The diaphragm. 4th ed., pp.2989-2994, Saunders, 1999
6) 小林敏雄, 渡辺俊一：横隔膜の穹分割ならびに区域的挙上と肺側因子について. 臨床放射線, 23：439-444, 1978
7) 大場覚, 水谷弘和：横隔膜付近のピットフォール.「胸腹部単純X線像-その成立ちとピットフォール」(大場覚 編) 画像診断別冊：pp.179-187, 秀潤社, 1990
8) Nakagawa J：Images in clinical medicine. Hepatodiaphragmatic interposition of the colon, NEJM, 343：631, 2000
9) Fraser RS, et al.：Diagnosis of diseases of the chest. Diaphragmatic hernias, Chapter 77 The diaphragm. 4th ed, pp.2995-3004, Saunders, 1999
10) Caskey CI, et al.：Aging of the diaphragm：A CT study. Radiology, 171：385-389, 1989

第2章

縦隔・心大血管

1）縦隔 …… 62
2）気管・気管支 …… 68
3）大血管 …… 75

第2章-1） 縦隔

◆ はじめに

　縦隔とは，側面は壁側胸膜で被われた2つの肺，前面は胸骨，後面は錐体，上面は胸部入口部，下面は横隔膜に囲まれた部位である．

　内部には胸腺，血管，脂肪繊維組織，リンパ等を含む．

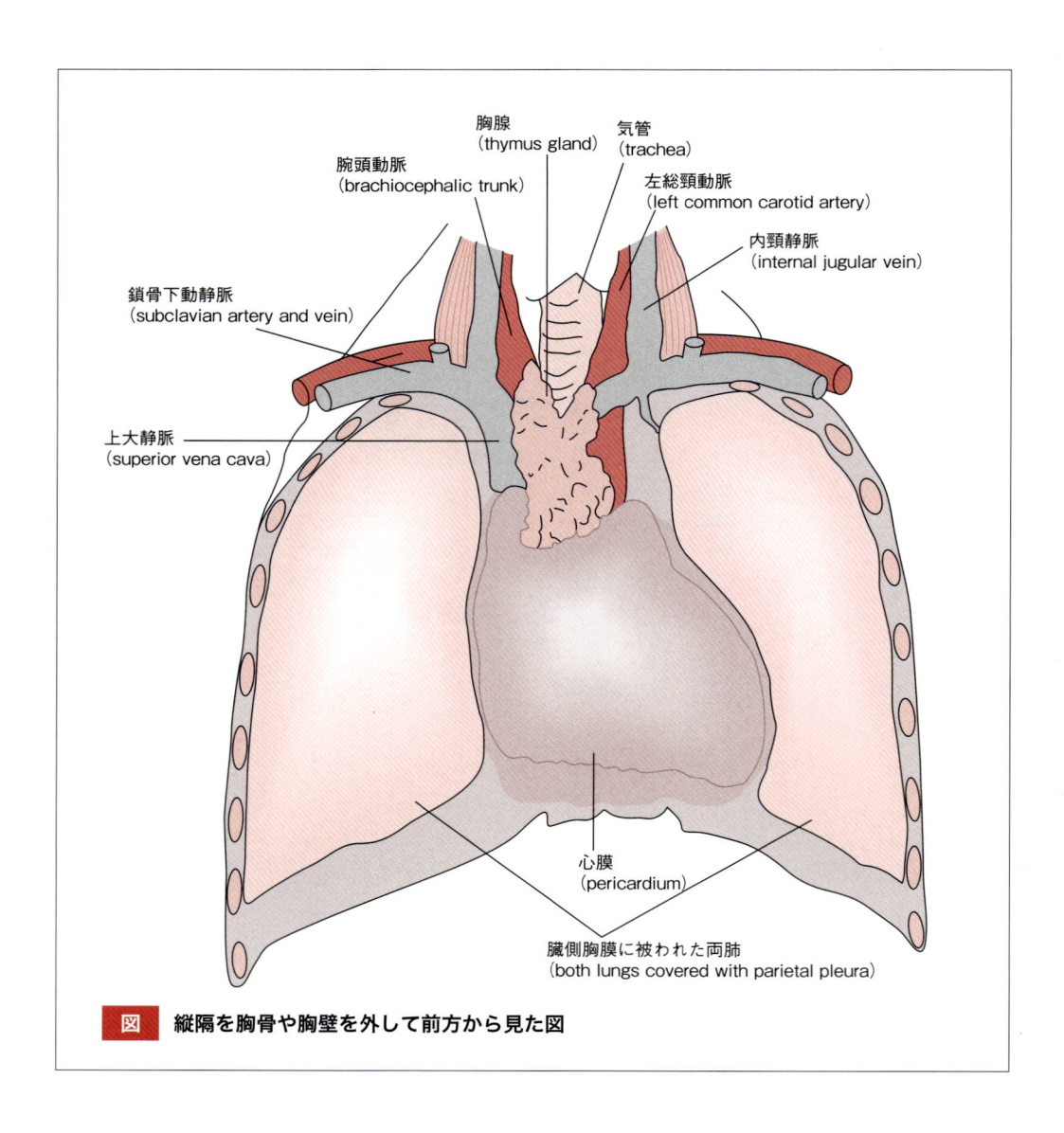

図 縦隔を胸骨や胸壁を外して前方から見た図

第2章 -1） 縦隔

1. 食道の憩室（esophageal diverticulum）

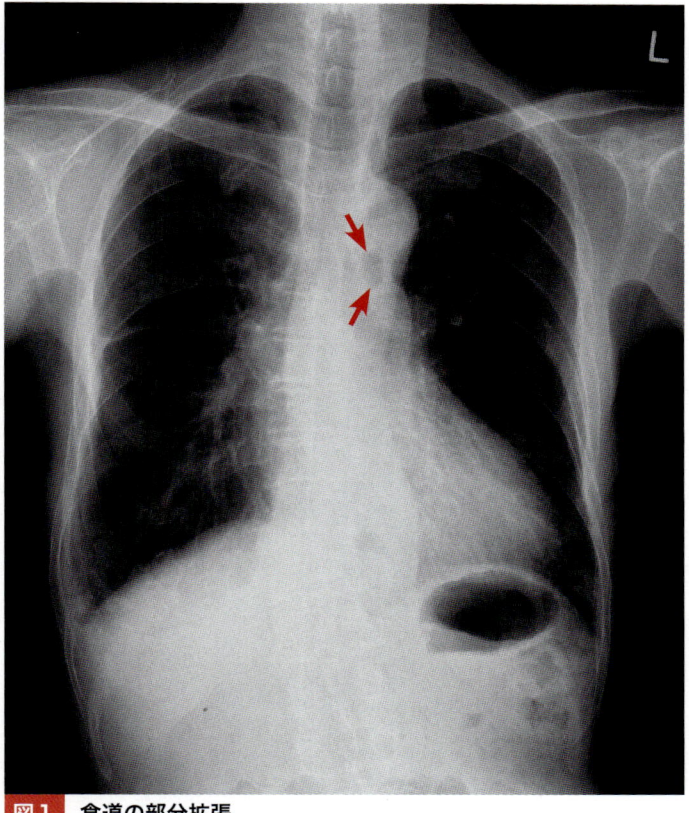

図1 食道の部分拡張

大動脈弓部に重なるような含気部分がみられ，食道憩室が疑われる（図1：矢印）．

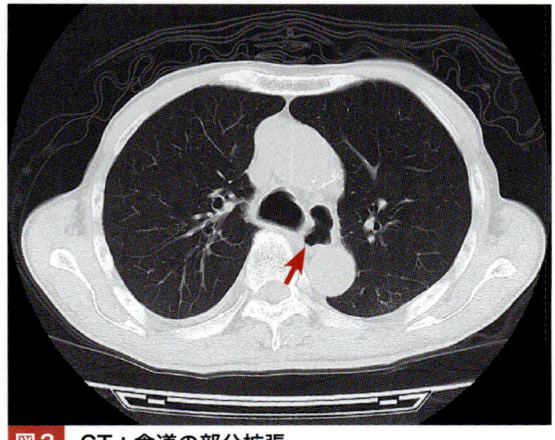

図2 CT：食道の部分拡張
図1と同症例

理由 食道壁の筋層が脆弱で，粘膜が囊状に突出する．内圧が高まる圧出型と周囲の炎症や癒着で生じる牽引型に分類される．

見間違い・見誤り 部位と形態，大きさにもよるが，肺野の空洞性病変やブラ，含気を伴う縦隔膿瘍などと見誤り得る．

確定診断・検査 上部消化管造影や内視鏡が必要となるが，CTも診断に役立つ（図2：矢印）．

第2章 -1） 縦隔

2. 縦隔脂肪沈着症 (mediastinal lipomatosis)

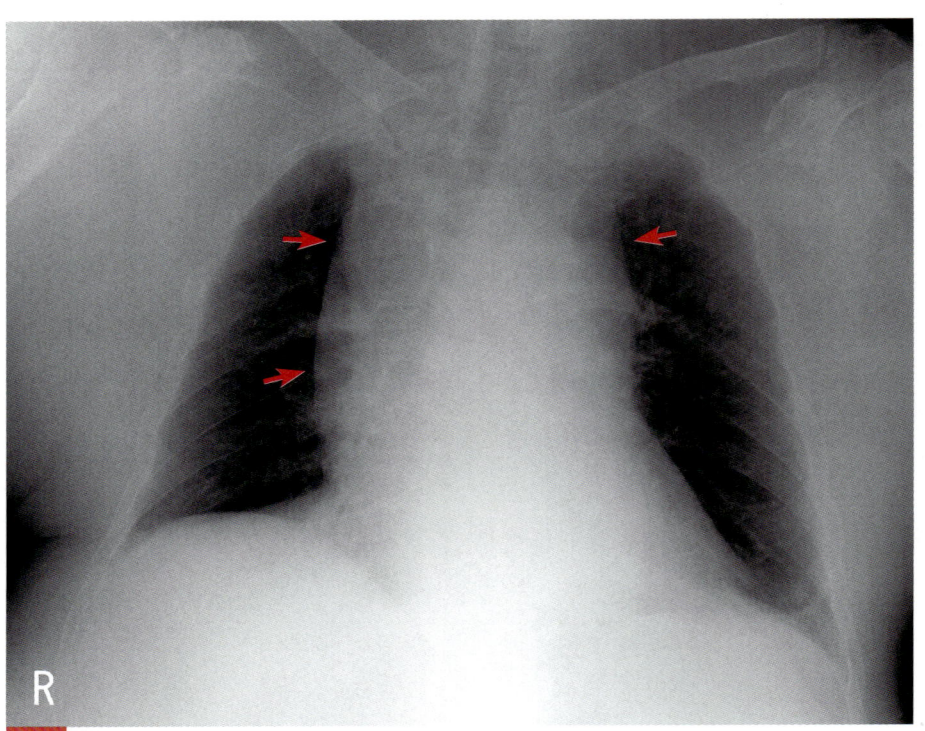

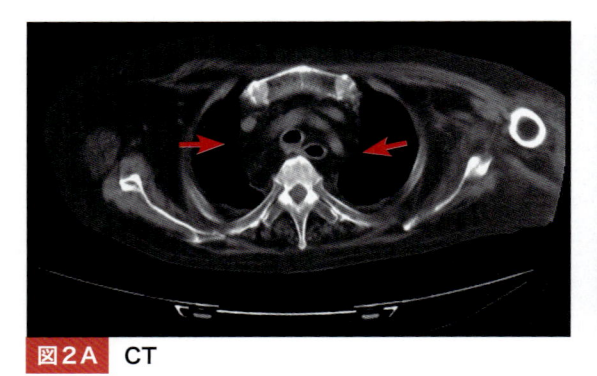

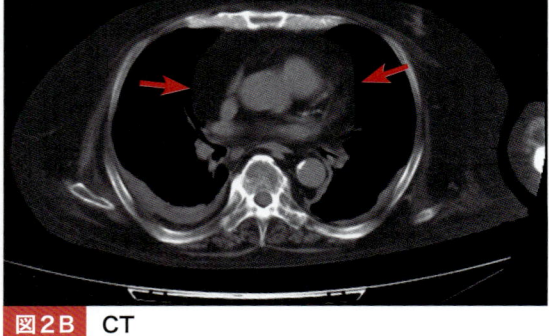

図1 心縦隔影の拡大

図2A CT

図2B CT

> 心縦隔影の拡大がみられる（図1：矢印）．縦隔拡大はほぼ左右対称で，辺縁は整である．拡大は肺門部にまで及んでいる．皮下の脂肪組織も多量である．縦隔脂肪沈着症が疑われる．

理由 正常でも存在する縦隔脂肪織の沈着が増加する病態で，腫瘍ではない．Cushing症候群などのステロイド分泌増加やステロイド治療患者でみられることがあるが，正常の肥満者にもみられる．肥満者が体重を落とすと，脂肪沈着も改善される．

見間違い・見誤り 縦隔炎，動脈瘤，縦隔腫瘍と見間違い得る．特に，脂肪沈着が多量の場合は，辺縁が分葉状にもなり，縦隔腫瘍と見誤りやすくなる．

確定診断・検査 CTが診断に有効である（図2A，B：矢印）．しかし，基本的に良性であるが未熟な脂肪芽細胞が増殖する幼小児の脂肪芽細胞沈着症とは異なることを理解しておく必要がある．

3. マッハ効果（Mach effect），マッハバンド（Mach bands）

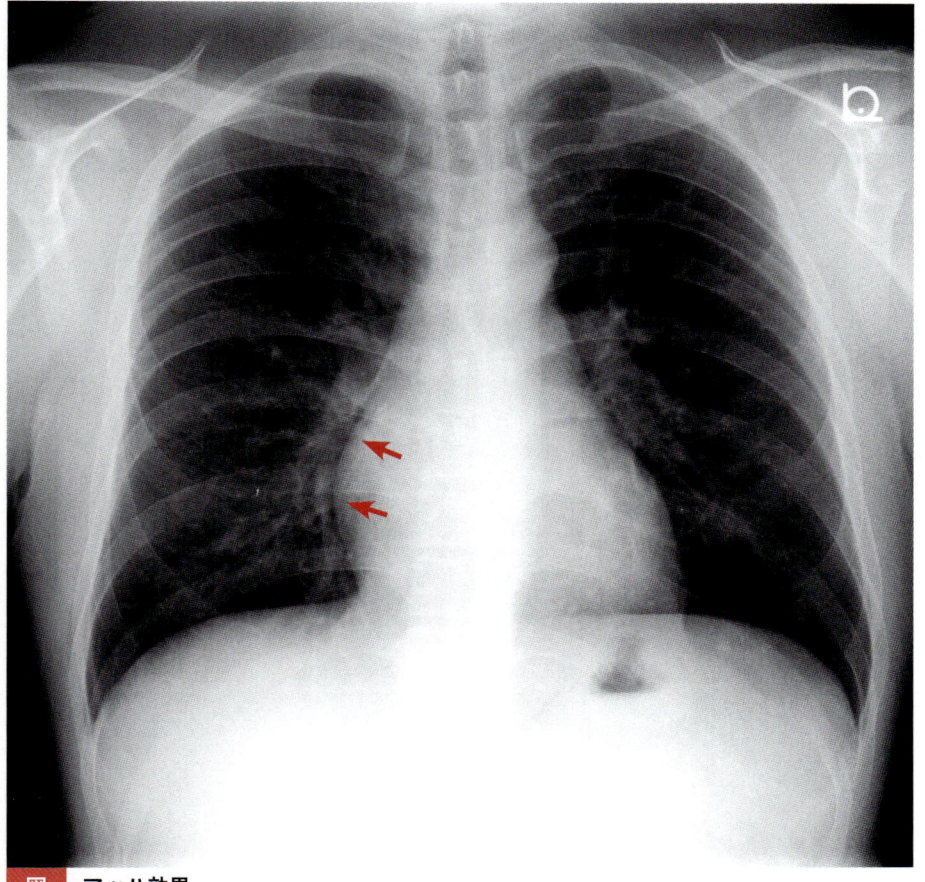

図 マッハ効果

▎右心縁外側に線状の低吸収域がみられる（図：矢印）．

理由 マッハ効果とそれによって生じるマッハバンドは1865年にErnst Machによって提唱された正常な視覚的現象をいう．目の正常な生理学的過程によって得られる視覚上の辺縁増強効果である．臓器や病巣が白い光輪（halo）によって縁取られていれば，陽性マッハバンド（positive Mach band），黒い光輪は陰性マッハバンド（negative Mach band）とよばれる．前者は輝度（luminance）の少ない凸状表面が，より輝度の大きい凹状表面に接するときに生じ，後者はその逆で生じる．

見間違い・見誤り 気胸，縦隔気腫と見間違い得るので注意がいる．

確定診断・検査 知っていれば，特に必要としない．

第2章 -1) 縦隔

4. 正常胸腺 (normal thymus)

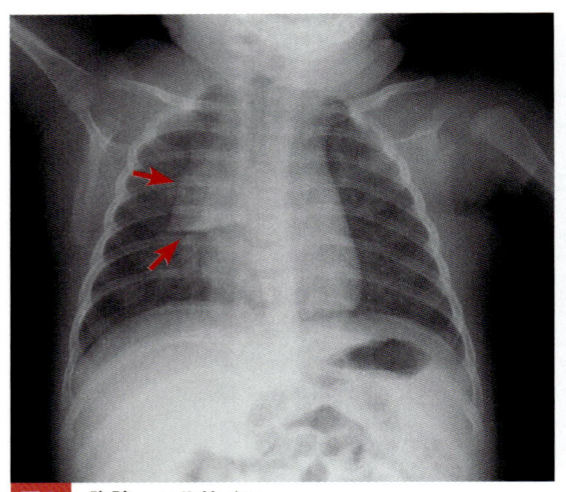

図1 胸腺, sail サイン

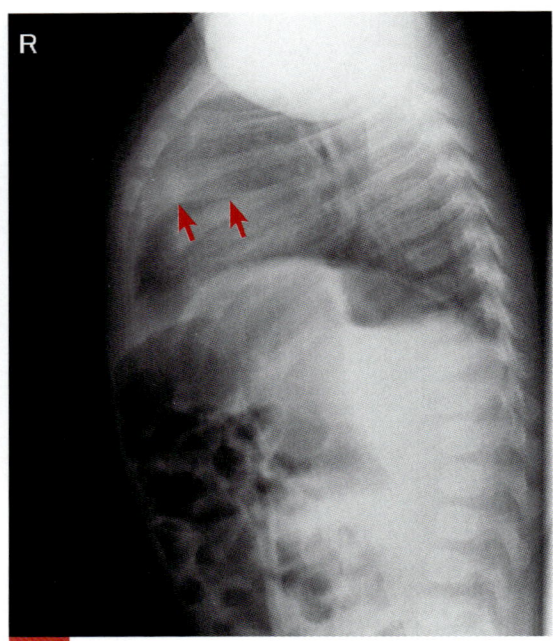

図2 側面像
図1と同症例

図3 胸腺, wavy サイン

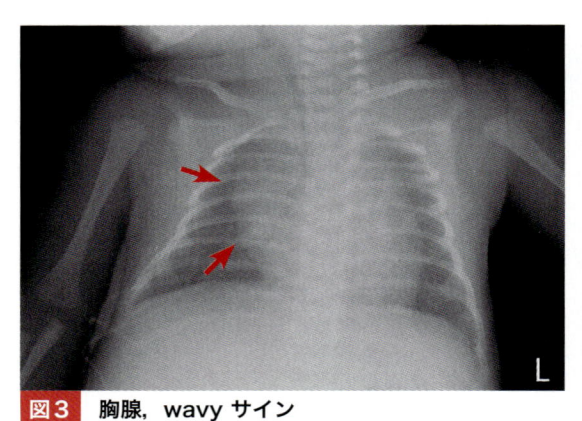

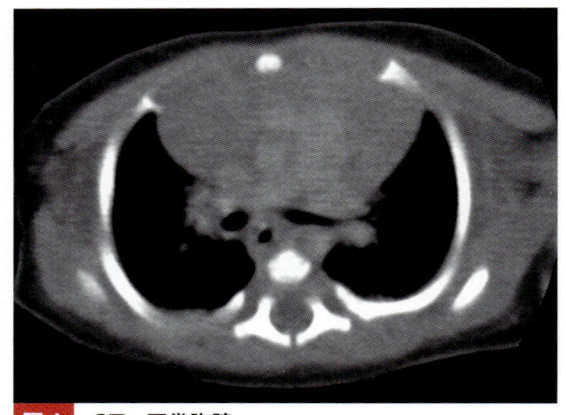

図4 CT：正常胸腺
図1と同症例

■ 縦隔右側に辺縁明瞭な，いわゆる"sail"サインがみられる（図1：矢印）．

理由 胸腺は左右2葉からなる．出生直後（約15g）から増大し，思春期に最大となる．しかし，胸郭との相対的な大きさは出生直後が最大となる．通常3歳位まで胸部X線写真で正常胸腺が同定できる．正常胸腺は気管や食道を圧排偏位させることはない．

見間違い・見誤り 縦隔奇形腫，胸腺腫，胸腺脂肪腫，胸腺嚢胞，胸腺過形成，悪性リンパ腫等の縦隔腫瘍，肺炎，無気肺，胸腺への突発性出血などと見誤りやすい．

胸部X線写真側面像で正常胸腺の下端は明瞭な線を示し，これが縦隔腫瘍の鑑別の決め手となり得る（図2：矢印）．ときにCTやMRIが有用となることもある（図4）．

柔らかい正常胸腺組織の側縁が隣接する肋骨の圧排によって生じる，ゆるい波状の変形が"wavy"サインとして知られる（図3：矢印）．

5. 心外膜心膜脂肪（epipericardial fat pad），心膜脂肪（pericardial fat pad）

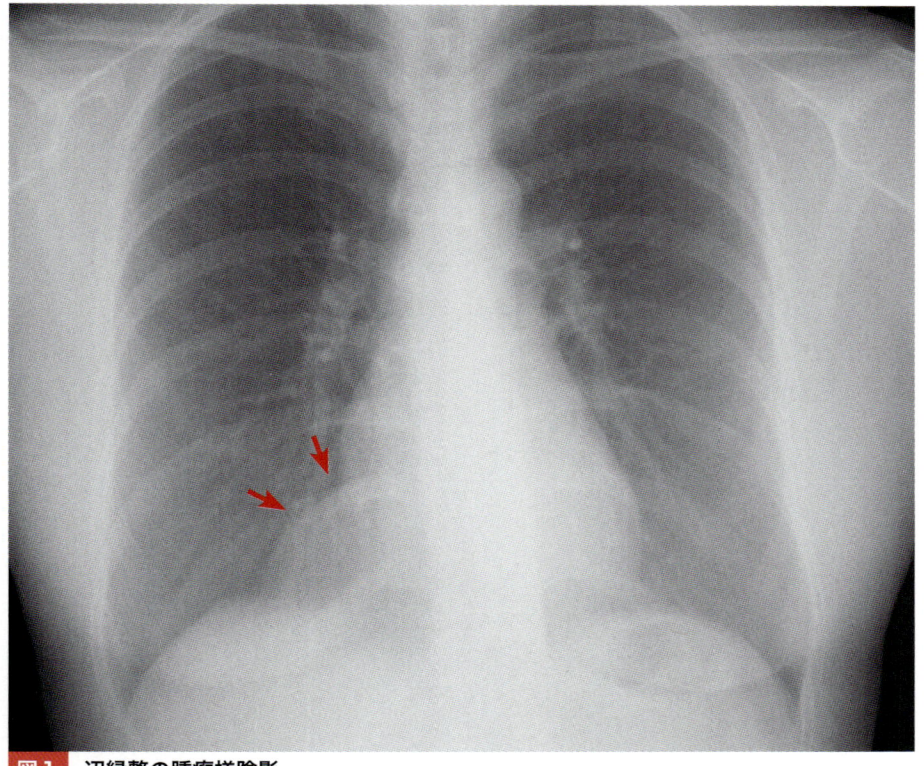

図1 辺縁整の腫瘤様陰影

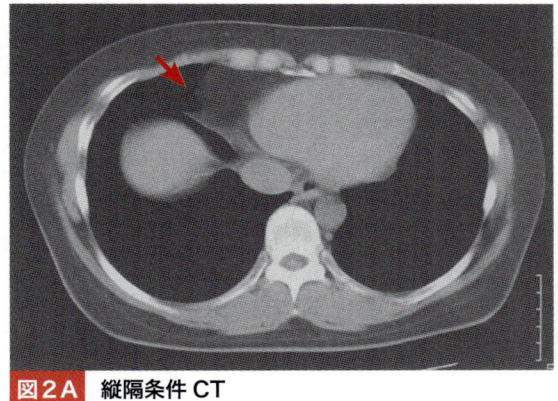

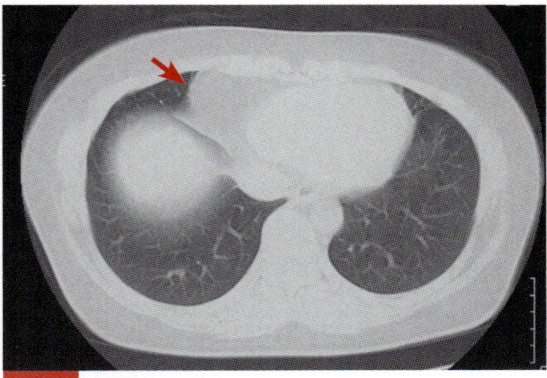

図2A 縦隔条件 CT

図2B 肺野条件 CT

右心横隔膜角に辺縁整の腫瘤様陰影が認められる（図1：矢印）．心陰影に比較し透過性が高い．心外膜心膜脂肪である．

見間違い・見誤り 通常は胸部X線写真側面像で心尖部の三角形の陰影を示し，分葉状を呈したり，大葉間裂内への進展を示すこともある．時に正面像で心横隔膜角の腫瘤影を示す．心膜嚢胸，縦隔腫瘍，局所的液貯留，横隔膜弛緩症，横隔膜ヘルニアが鑑別診断となる．

確定診断・検査 CT（ときにMRI）で脂肪織を示すことがポイントとなるが（図2A，B：矢印），胸腺脂肪腫が除外できないこともあり得る．

第2章-2） 気管・気管支

◆ はじめに

　気管支は最外層に結合組織鞘を持ち，支持組織として前側壁に気管軟骨（輪）と輪状靱帯がある．後壁は気管筋と内壁の縦走ひだから成る．

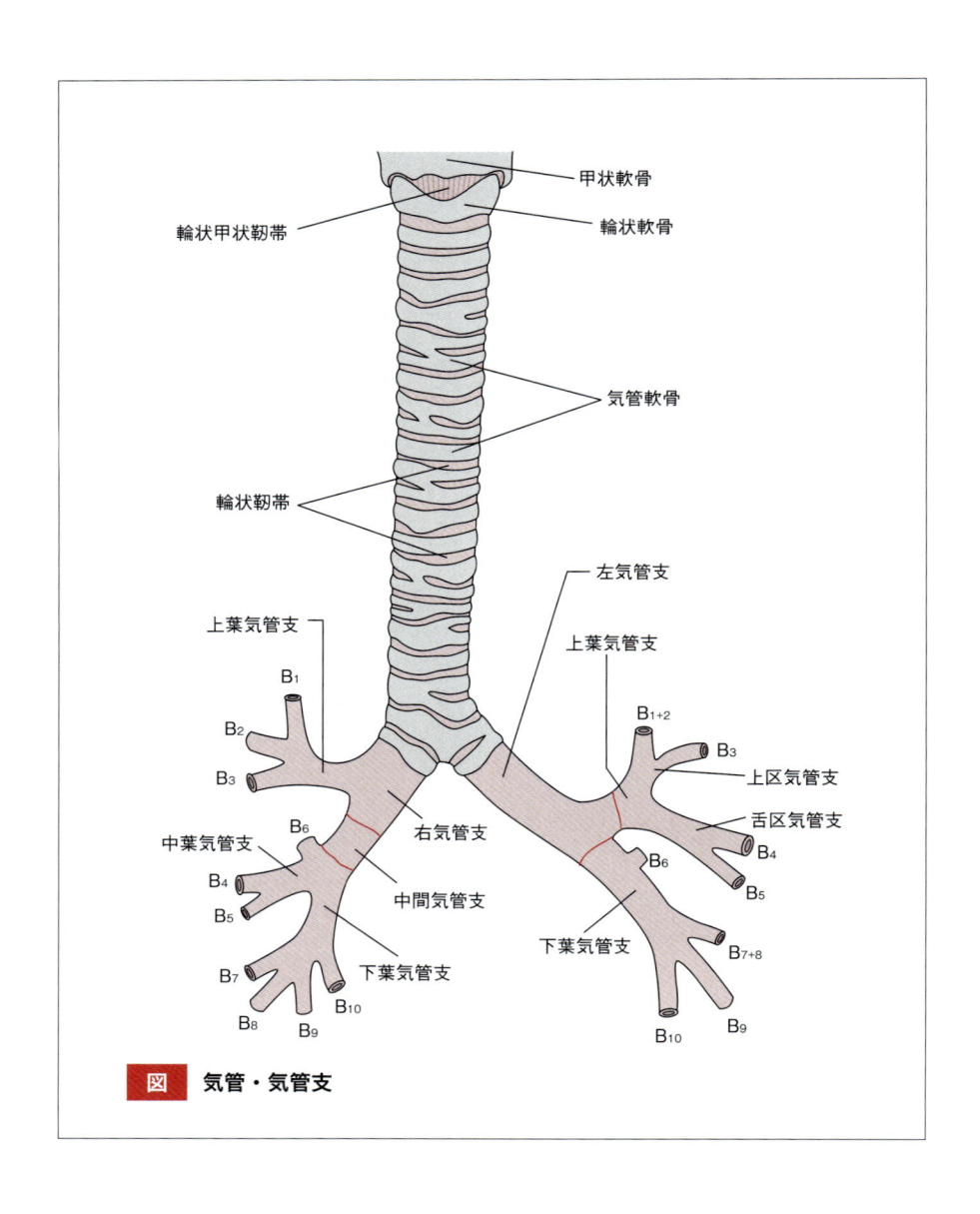

図　気管・気管支

第2章-2) 気管・気管支

1. 気管気管支 (tracheal bronchus/pig bronchus)

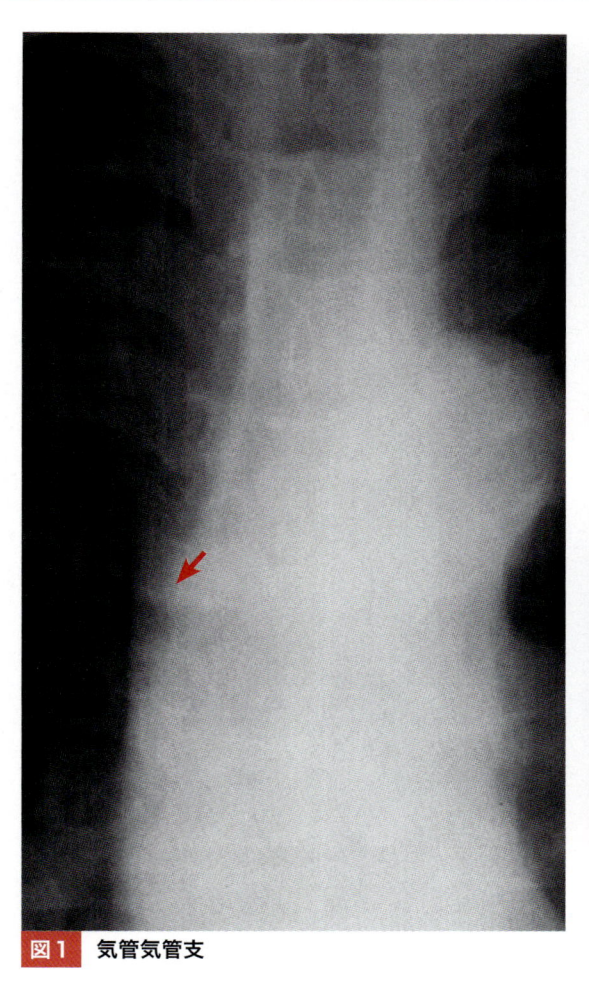

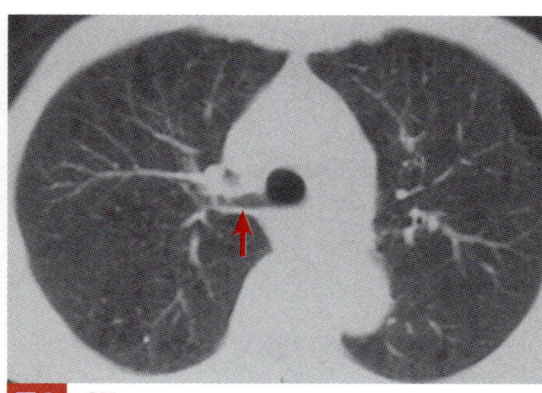

図1 気管気管支

図2 CT
図1と同症例

図3 MRI
図1と同症例

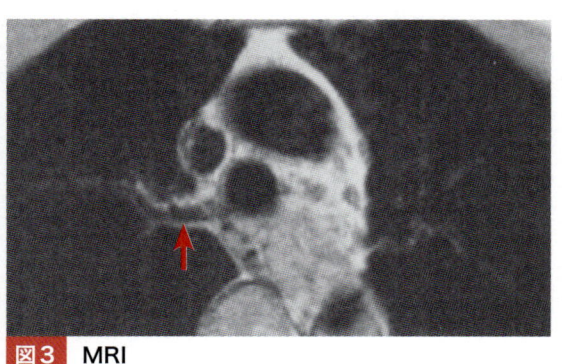

右主気管支から連続する透亮像がみられる（**図1**：矢印）.

理由 多くの気管・気管支のバリエーションが知られている．単独で存在するものもあれば，重篤な他の奇形と合併し，早期に死に至るものもある．ブタ，ウシ，ヒツジなどで見られるが，人の場合は，繰り返す肺炎や喀血の原因ともなり得る．また知らずに挿管すると無気肺の原因ともなり得る．

見間違い・見誤り 通常，他の疾患と見間違うことはほとんどないが，知らないと大きな疑問となる．さらに後述するCTやMRIでの見落としのもととなる．

確定診断・検査 CTやMRIで気管分岐部上方2 cm以内に気管右壁（稀に左壁）から分岐する気管気管支が同定できる（**図2, 3**：矢印）．冠状断再構成像や3D-CTが有用である．

2. 副心臓支 (accessory cardiac bronchus)

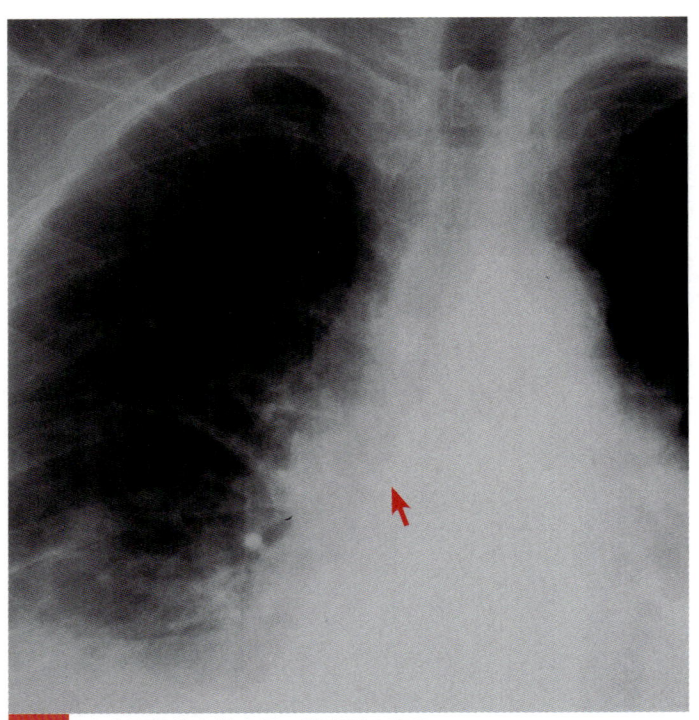

図1 右中間気管支幹内側の憩室様の突出

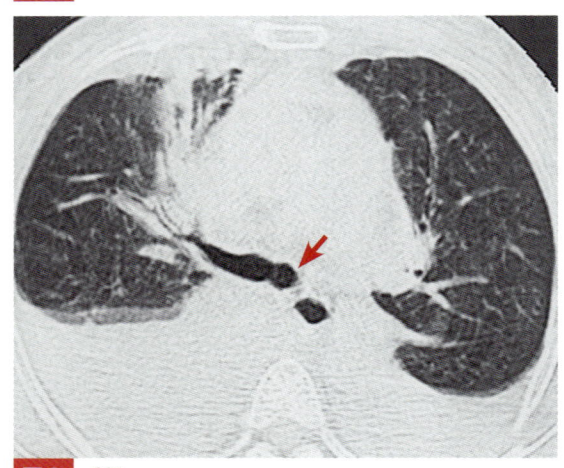

図2 CT
図1と同症例

右中間気管支幹内側の憩室様の突出が疑われ，副心臓支が疑われる（図1：矢印）．

理由 気管・気管支系の奇形のうち憩室様の盲端を示すものとしては，副心臓支が最多である．感染起因物質のリザーバとなり，繰り返す肺炎や喀血の原因となり得る．

見間違い・見誤り 軽微な所見のため，通常他と見間違うことはほとんどないが，知らないと後述するCTでも見落としてしまう．

確定診断・検査 通常CTが診断的であるが，軽微な所見のため，知らないと見落とす恐れがある（図2：矢印）．知っていると冠状断再構成像や気管・気管支系の3D-CTが診断的となる．

3. 重複右上葉気管支 (double right upper lobe bronchus)

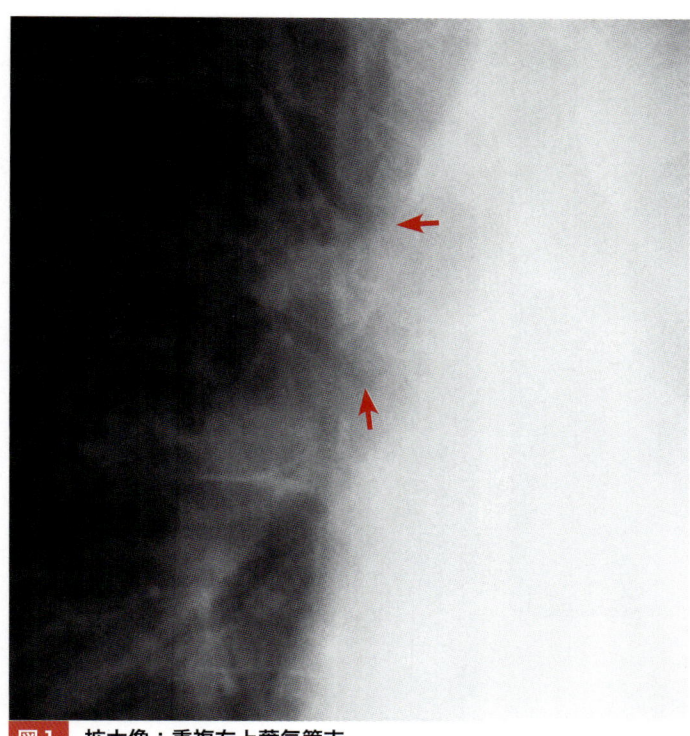

図1 拡大像：重複右上葉気管支

右主気管支から分岐する2本の太い線状の透亮帯がみられ，重複右上葉気管支が疑われる（図1：矢印）．

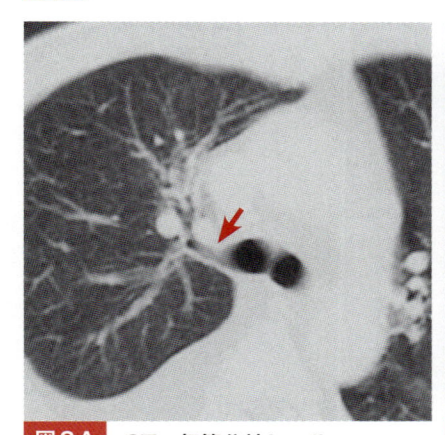

図2A CT：気管分岐レベル
図1と同症例

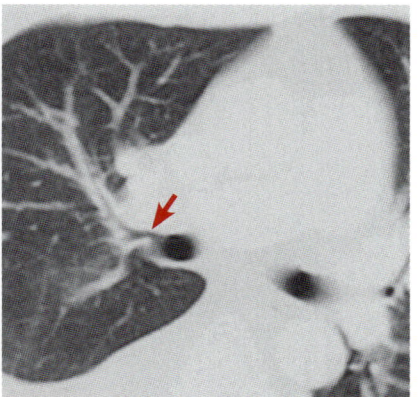

図2B CT：図2Aより数cm下方のスライス
図1と同症例

理由 気管・気管支系の奇形のうち additive type（重複型）の1型として知られる．臨床症状を示すことはない．

見間違い・見誤り 通常何かと見間違うことはほとんどないが，知らないと大きな疑問として残る．

確定診断・検査 CTが診断的だが，異なるレベルで同様の2本の気管支が認められるので，見逃す恐れがある（図2A，B：矢印）．やはり冠状断再構成像や3D-CTが有用である．

4. 左上葉気管支欠損 (subtractive left upper lobe bronchus)

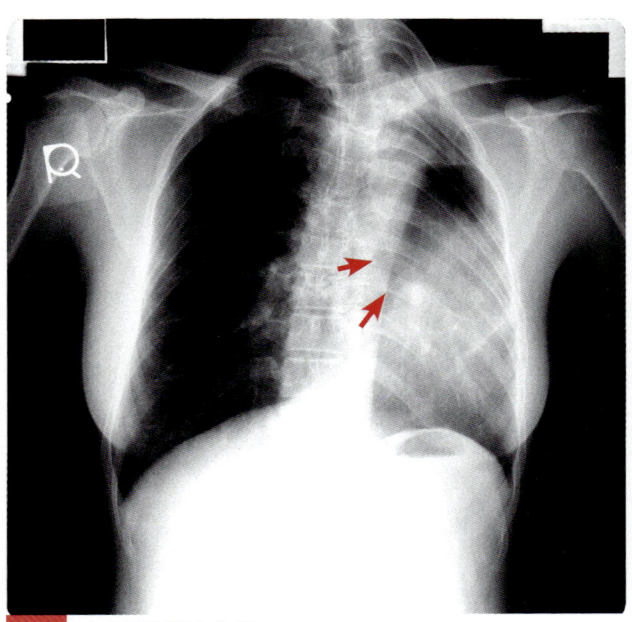

図1 左上葉気管支欠損

左肺容積の減少がみられ，心縦隔影は左方に偏位している．左上葉の無気肺様の所見も疑われる．よくみると，通常左主気管から直接分岐し，約1cm上方で2分岐または3分岐する左上葉気管支が同定できず，欠損している（図1：矢印は左主気管支を示す）．

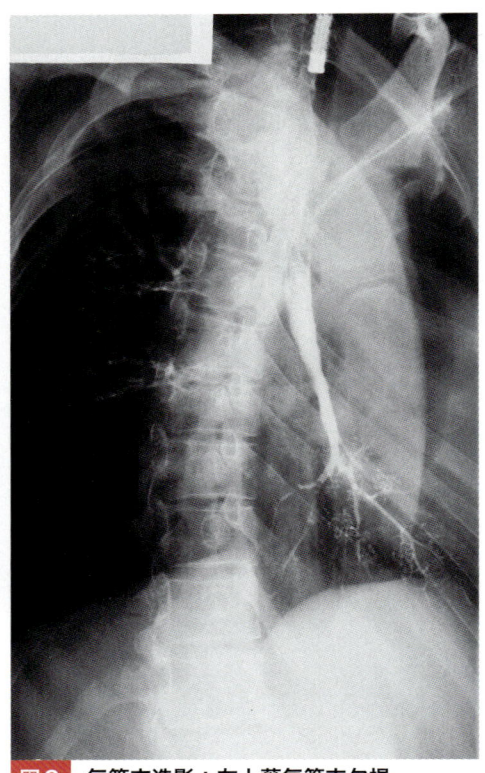

図2 気管支造影：左上葉気管支欠損

理由 気管・気管支系のバリエーションとしてのsubtractive type（欠損型）の一型である．1,200例の気管支造影検査では，欠損型は4例のみで，全例上葉枝で，うち3例は左上葉枝であった．

見間違い・見誤り 左上葉枝欠損自体の見間違いは生じ得ないが，肺容量の減少等が，術後変化，胸隔低形成，無気肺，腫瘤と見間違い得る．

確定診断・検査 気管支造影は現在ほとんど施行されないが，診断的である（図2）．断層撮影に置き換わったCT，特に冠状断再構成像や3D-CTが有用である．

第2章-2) 気管・気管支

5. 気管・気管支軟骨の生理的石灰化
(physiologic calcifications of the tracheobronchial cartilage)

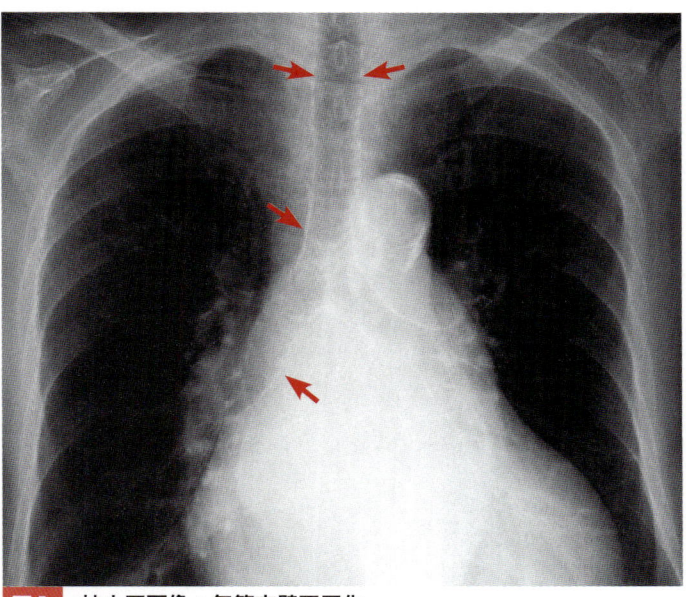

図1 拡大正面像：気管支壁石灰化

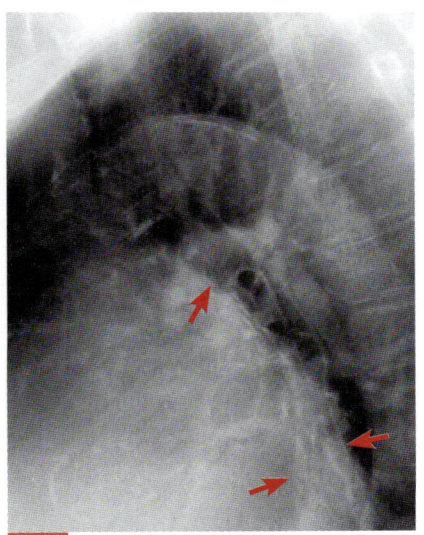

図2 拡大側面像：気管支壁石灰化
図1と同症例

気管・気管支軟骨に石灰化がみられる（図1, 2：矢印）．

理由 通常50歳以後にみられやすい生理的石灰化で，女性に多い傾向がある．

見間違い・見誤り 種々の疾患で生じ得る石灰化（Wegener肉芽腫症，再発性多発性軟骨症，アミロイドーシスなど）と見間違わない注意がいる．上記疾患では気管・気管支壁の肥厚（腫瘤状も含む）を伴う．

確定診断・検査 異常石灰化が疑われる症例ではCTやMRIが必要となる．

第2章-2）気管・気管支

6. 右腕頭動脈の蛇行・延長による気管の圧排
（tracheal deviation due to tortuous and elongated innominate artery）

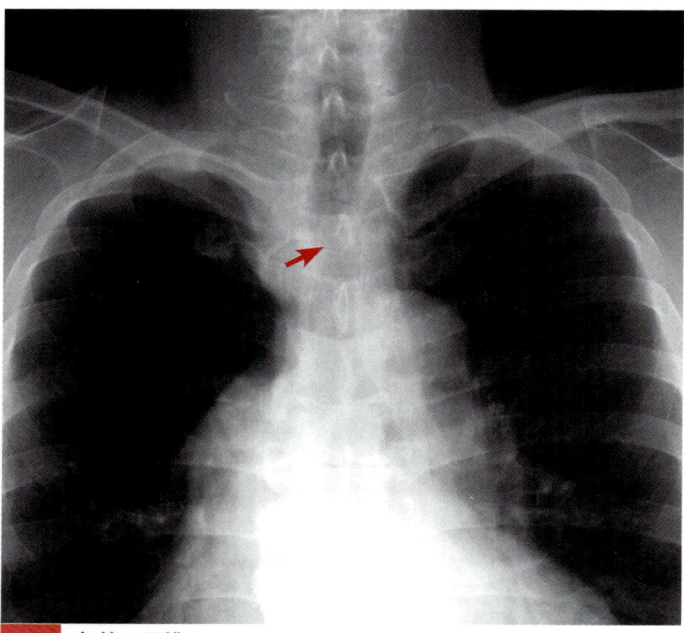

図1 気管の圧排

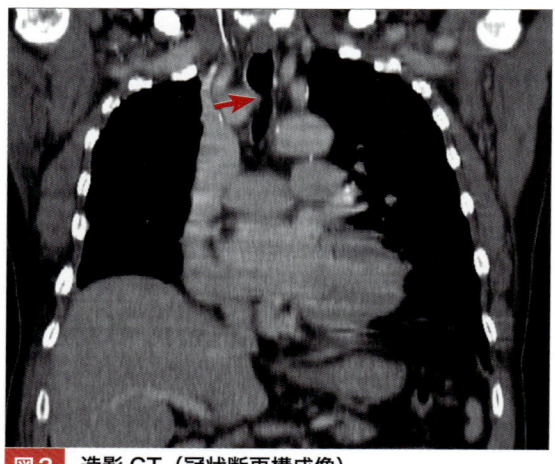

図2 造影CT（冠状断再構成像）

右上縦隔の拡大と左方突出がみられ，気管が軽度左方に圧排偏位している（図1：矢印）．

理由 加齢性変化として右腕頭動脈の蛇行・延長がみられることがある．気管の圧排偏位はほとんどないか，あっても軽度である．

見間違い・見誤り 右上縦隔の突出と気管の対側への軽度圧排偏位で，甲状腺悪性腫瘍やリンパ節転移，縦隔腫瘍と見間違うことがある．

確定診断・検査 造影CT，特に冠状断再構成像（図2：矢印）およびMRIが有用である．

第2章 -3) 大血管

◆ はじめに

　大動脈は心臓から全身に血液を送る大循環（体循環）の本幹をなす動脈である．大静脈は静脈血を集めて右心房に導く静脈の本幹で，頭部・胸部・上肢部から集める上大静脈と，下肢および腹腔内臓器から集める下大静脈とがある．大血管に関連した正常変異および先天異常を理解するためには，最低限の解剖の理解が必要である．

　図に示すように上大静脈は下方に向かって走行し，第3肋骨の高さで右心房と連絡する．上行大動脈は，胸骨角の高さで大動脈弓に移行し，第2左胸肋関節の後方で下行大動脈に移行する．第4腰椎レベルで左右の総腸骨静脈が合流し，下大静脈となり，横隔膜の上方で右心房と連絡する．

　本項では，大血管に関連した異常とまぎらわしい正常変異（腕頭動脈の蛇行・延長，胸部大動脈の蛇行，左最上肋間静脈），大動脈弓部の奇形，心房－心室－大血管の位置・接続関係の異常（修正大血管転位），および静脈還流の異常について症例を呈示して解説する．

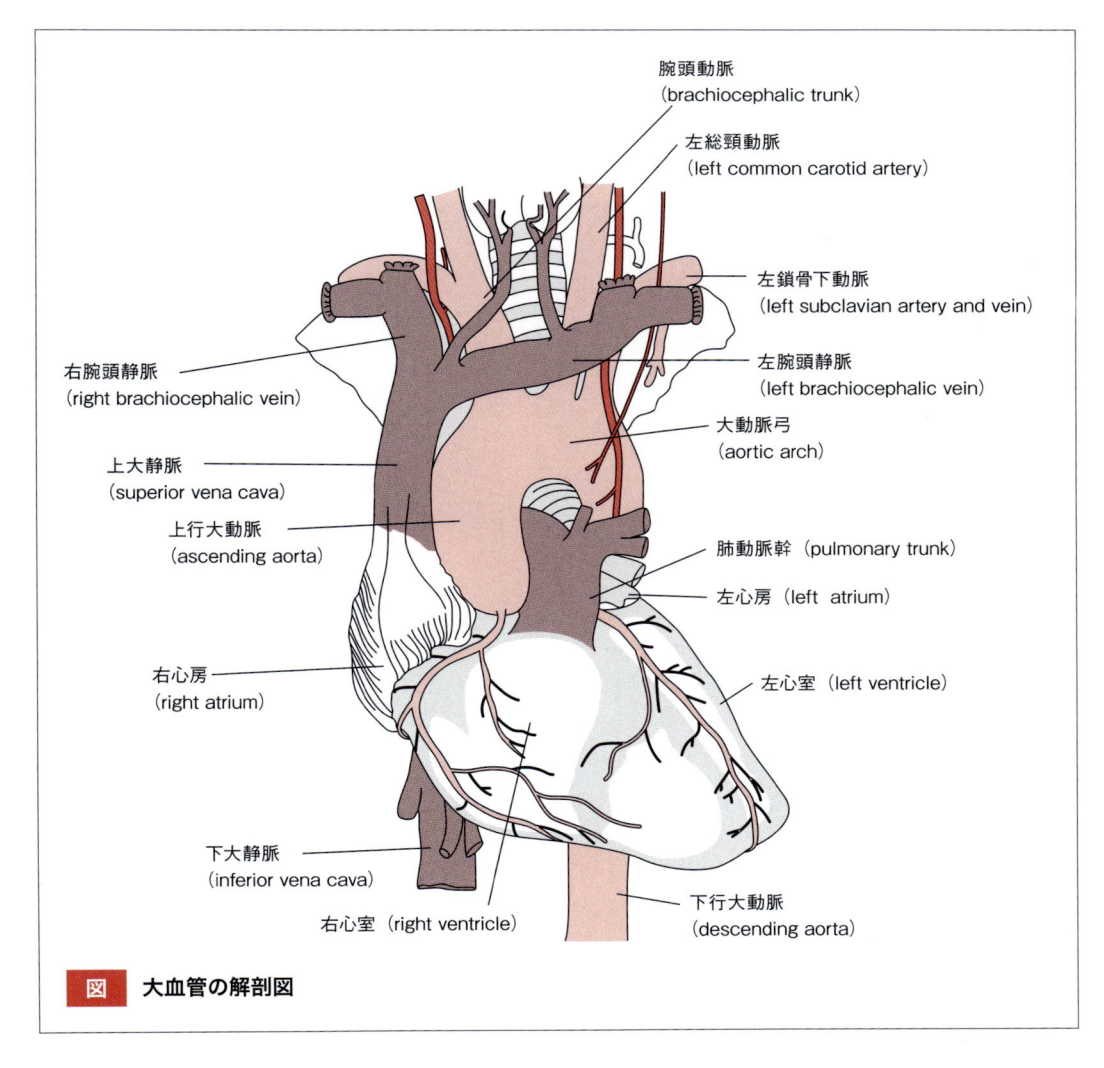

図　大血管の解剖図

第2章 -3) 大血管

1. 腕頭動脈の蛇行・延長
(tortuous and elongated innominate artery)

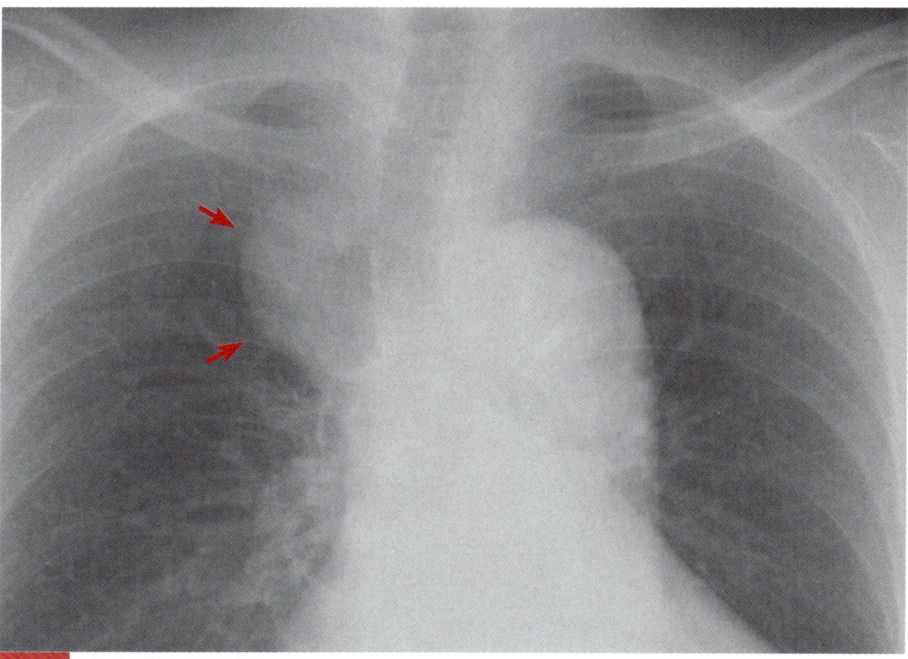

図1 右上縦隔の腫瘤影

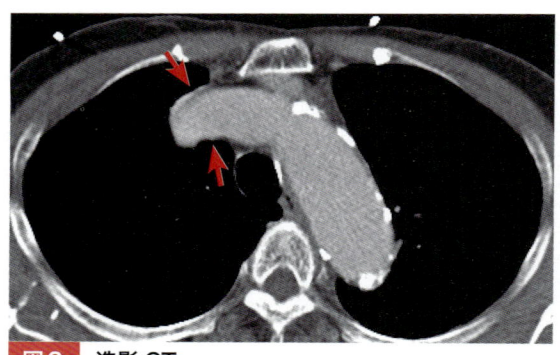

図2 造影CT
図1と同症例

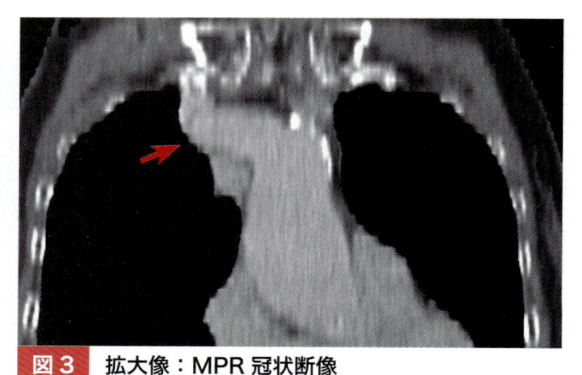

図3 拡大像：MPR冠状断像
図1と同症例

図1で右上縦隔に腫瘤影（矢印）が認められる．造影CT（図2）で腕頭動脈の蛇行（矢印）が認められる．MPR冠状断像（図3）で腕頭動脈の蛇行（矢印）が確認できる．

理由 加齢とともに認められることがある動脈硬化による腕頭動脈の拡張蛇行によりみられる．bucklingともよばれる．

見間違い・見誤り 腕頭動脈は胸膜外腔にあり，固定されていないので，蛇行・延長すると右上縦隔の腫瘍と見間違えることがある．

確定診断・検査 腕頭動脈は気管の前方にあり，気管の偏位を伴わない．鎖骨よりも上方で陰影は不鮮明となる．中後縦隔の腫瘤では右肺との境界線は鎖骨を越え，肺尖に達する（cervicothoracic sign）．これらの所見から胸部X線写真でも診断できるが，造影CTやMRIは腕頭動脈の蛇行・延長を，直接確認できるため上縦隔腫瘍との鑑別に有用である．

第2章 -3) 大血管

2. 胸部大動脈の蛇行 (tortuous of the thoracic aorta)

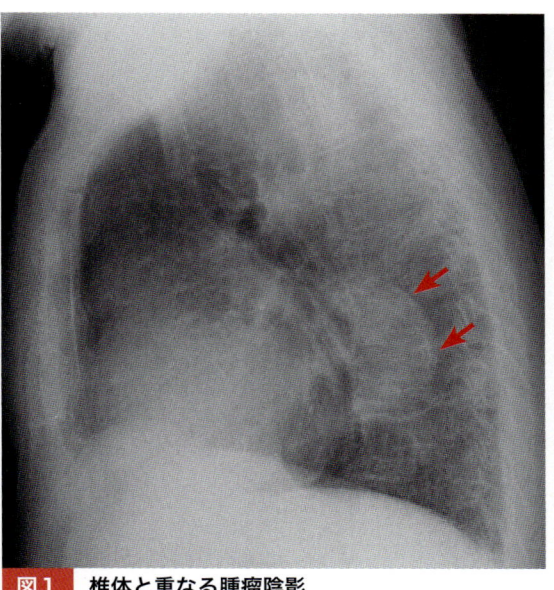

図1 椎体と重なる腫瘤陰影

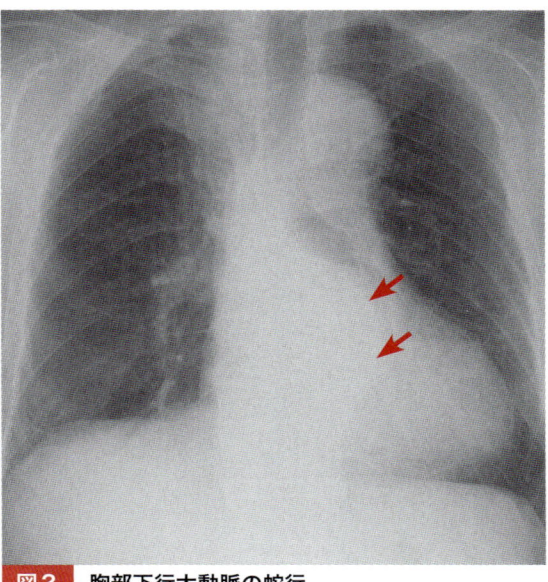

図2 胸部下行大動脈の蛇行
図1と同症例

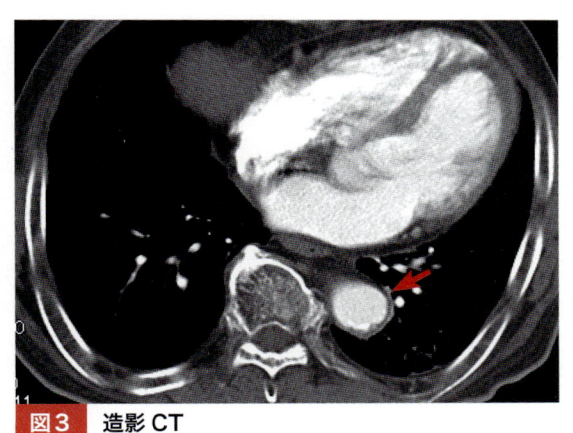

図3 造影 CT
図1と同症例

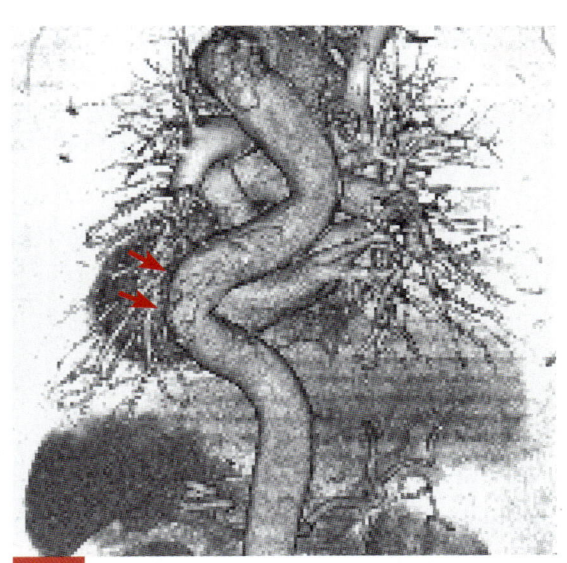

図4 volume rendering 法による 3D-CT
図1と同症例

胸部 X 線写真（側面像）（図1）で椎体と重なる腫瘤陰影（矢印）が認められる．胸部 X 線写真（正面像）（図2）で胸部下行大動脈の蛇行（矢印）が認められる．造影 CT（図3）で胸部下行大動脈が左側に蛇行（矢印）している．volume rendering 法による 3D-CT（図4）で胸部下行大動脈が左側に蛇行（矢印）している．

理由 腫瘤陰影がみられるのは X 線束が大動脈の蛇行部と接線方向をなして通過するためである．

見間違い・見誤り 側面像で肺腫瘍や縦隔腫瘍と見間違えることがある．

確定診断・検査 正面像で胸部大動脈の蛇行を確認する．CT で胸部大動脈の蛇行と他に腫瘤がないことを確認する．

第2章 -3）大血管

3. 左最上肋間静脈（left superior intercostal vein）

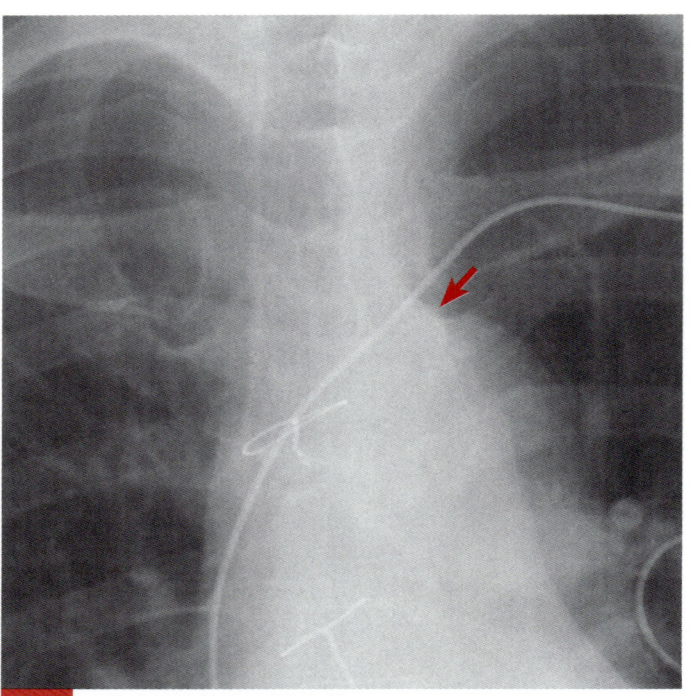

図1 左最上肋間静脈の輪切り像

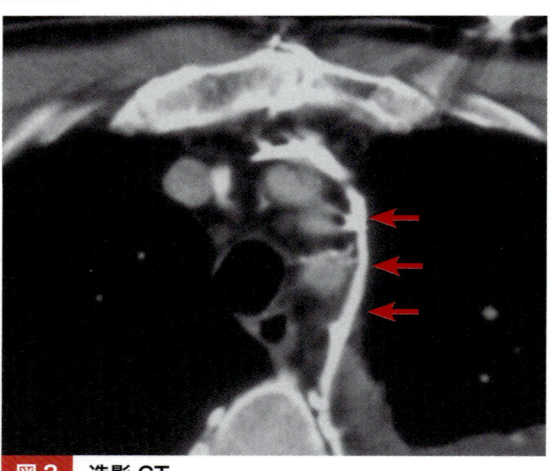

図2 造影CT
図1と同症例

図1で大動脈弓部に接して左最上肋間静脈の輪切り像（矢印）が認められる．造影CT（図2）で左腕頭静脈と副半奇静脈間を走行する左最上肋間静脈（矢印）が確認できる．

理由 副半奇静脈から大動脈弓部の外側縁に沿って走行し，左腕頭静脈に流入する静脈（左最上肋間静脈）の存在による．

見間違い・見誤り 左最上肋間静脈が大動脈弓部から突出するように認められ，傍大動脈リンパ節と見間違えることがある．

確定診断・検査 造影CTで左腕頭静脈と副半奇静脈とを結ぶ左最上肋間静脈を同定することで診断する．

病的意義 左最上肋間静脈が大動脈弓部から乳頭のように突出する像が認められることがあり，aortic nippleとよばれる．正常時でも認められることがあり，奇静脈連結（先天性下大静脈欠損）の症例では拡張して見られる．

第2章 -3) 大血管

4. 右側大動脈弓・異常鎖骨下動脈
（right aortic arch with aberrant left subclavian artery）

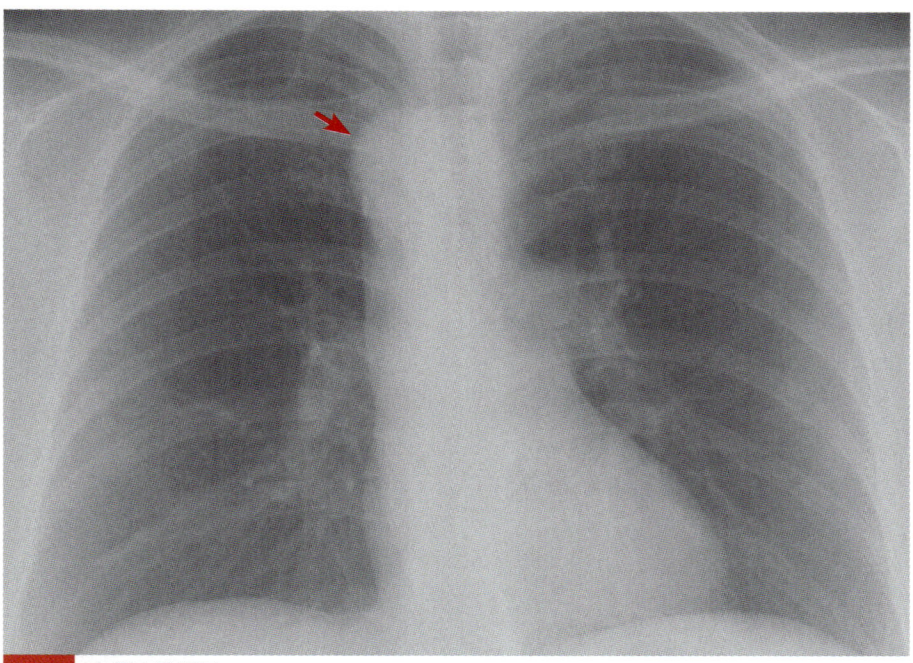

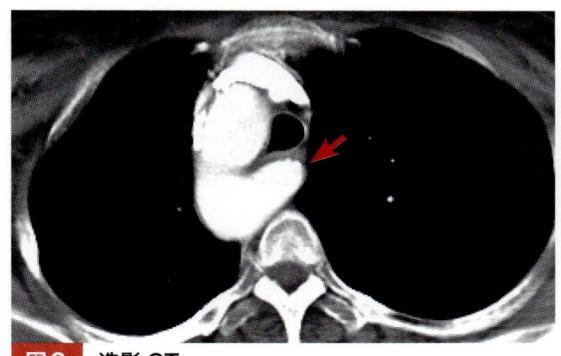

図1 右側大動脈弓

図2 造影 CT
図1と同症例

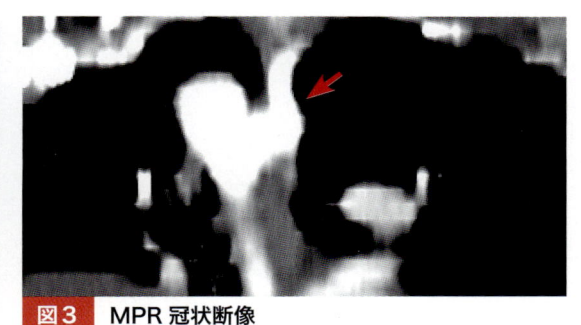

図3 MPR 冠状断像
図1と同症例

胸部 X 線写真（図1）で気管右側に大動脈弓（矢印）が認められる．造影 CT（図2）で気管右側に大動脈弓がみられ，大動脈憩室（矢印）が認められる．MPR 冠状断像（図3）で左鎖骨下動脈（矢印）が大動脈憩室に連続するのが確認できる．

理由 大動脈弓が正常と逆に気管の右側に存在するため．

見間違い・見誤り 大動脈弓の右側への突出を縦隔腫瘍やリンパ節腫大と見間違えることがある．

確定診断・検査 胸部 X 線写真で診断できる．造影 CT, MRI で左鎖骨下動脈異常の有無を確認できる．

病的意義 右側大動脈弓は分枝の形態から鏡像的分枝（mirror image branching）を示すものと左鎖骨下動脈を第4枝とする左鎖骨下動脈異常（aberrant left subclavian artery）を有するものがほとんどである．前者では Fallot 四徴症などの先天性心疾患を高率に合併する．後者は最も頻度が高く，先天性心疾患の合併は少ない．

第2章 -3) 大血管

5. 左側大動脈弓・異常右鎖骨下動脈
(left aortic arch with aberrant right subclavian artery)

図1 異常鎖骨下動脈による陰影

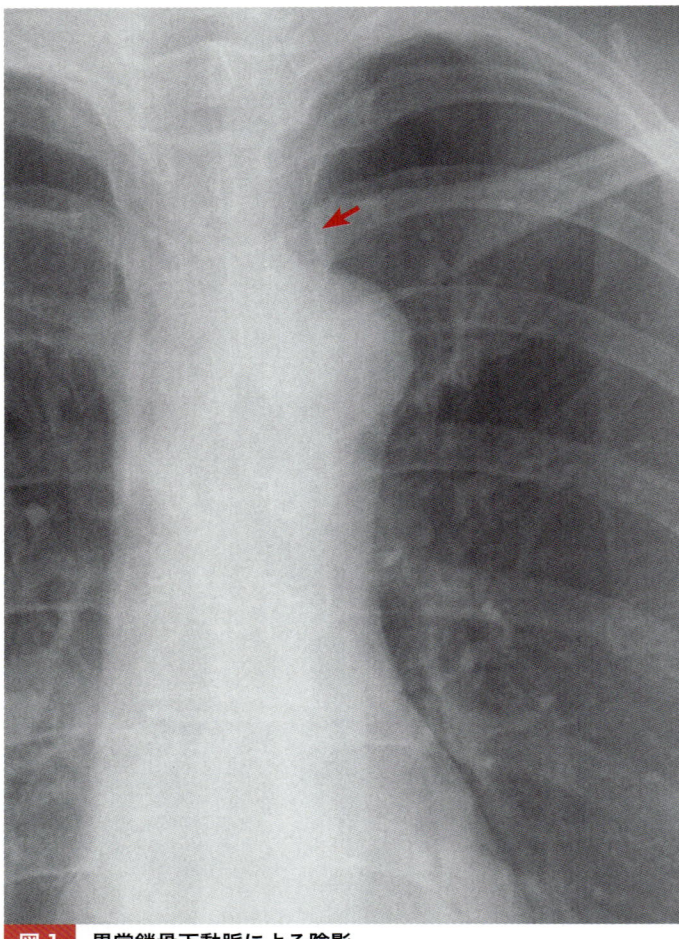

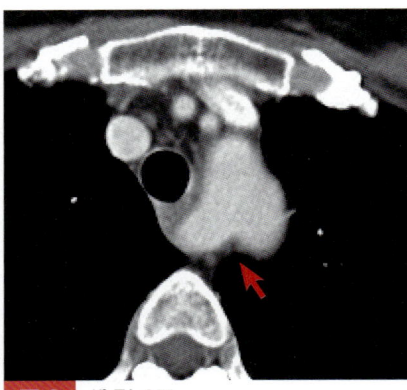

図2 造影 CT
図1と同症例

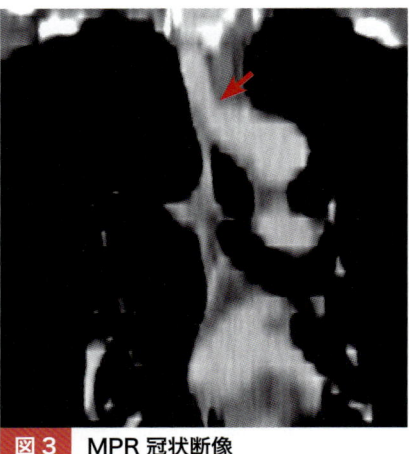

図3 MPR 冠状断像
図1と同症例

> 胸部X線写真（図1）で異常鎖骨下動脈による陰影（矢印）が認められる．造影CT（図2）で大動脈憩室（矢印）が認められる．MPR冠状断像（図3）で大動脈憩室に連続する異常左鎖骨下動脈（矢印）が確認できる．

理由 下行大動脈から分岐する右鎖骨下動脈の存在による．

見間違い・見誤り 右鎖骨下動脈の起始部は憩室状に拡張しており，Kommerell憩室（Kommerell diverticulum）とよばれ，動脈瘤や縦隔腫瘍と見間違えることがある．

確定診断・検査 造影CT，MRIにより下行大動脈から分岐する異常右鎖骨下動脈およびKommerell憩室を同定することで診断する．

病的意義 大動脈弓部の奇形で最も多く，全人口の0.5～1.5％に存在する．下行大動脈から分岐する異常右鎖骨下動脈は気管および食道の後方を走行するため，食道を圧排して嚥下障害（dysphasia lusoria）をきたすことがある．

第2章 -3) 大血管

6. 頸部大動脈弓 (cervical aortic arch)

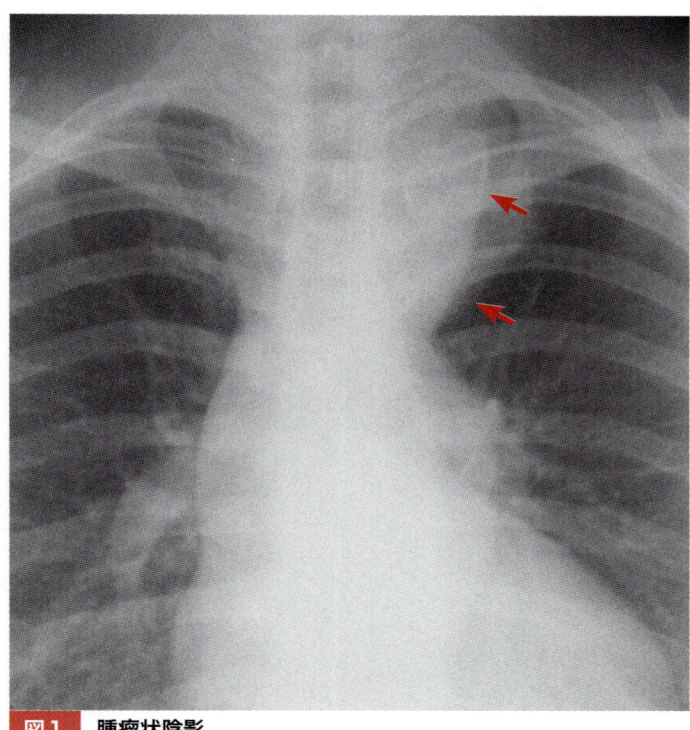

図1 腫瘤状陰影

図1で左側上縦隔は拡大し，その頭側には辺縁滑らかで境界明瞭な腫瘤状陰影（矢印）が肺尖部から頸部に達している．造影CT（図2）で大動脈弓（矢印）は肺尖部より上方に認められる．MPR冠状断像（図3）で大動脈弓の頂点（矢印）は肺尖部より上方にあるのが確認できる．

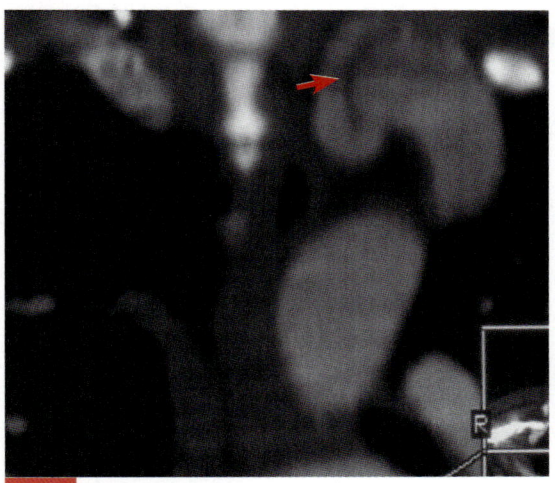

図3 MPR 冠状断像
図1と同症例

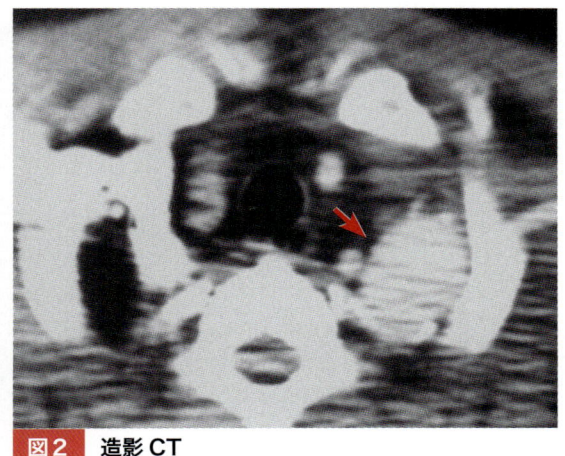

図2 造影 CT
図1と同症例

理由 造影CT，MPR冠状断像で，大動脈の頂点が肺尖部より頭側に位置しており，頸部大動脈弓と考えられる．

見間違い・見誤り 胸部X線写真では頸部大動脈弓を縦隔腫瘍と見間違えることがある．

確定診断・検査 CT，MRIで大動脈の頂点が鎖骨上方に達していることを確認することで診断する．

病的意義 臨床症状は無症状で臨床所見では頸部の拍動性腫瘤を触知することが多い．大動脈が食道や気管の背側を走行する症例では，嚥下障害や気道の狭窄症状が認められる．動脈瘤を伴うものでは胸背部痛やしびれ感を訴えることがある．

第2章 -3) 大血管

7. 大動脈縮窄症 (coarctation of the aorta)

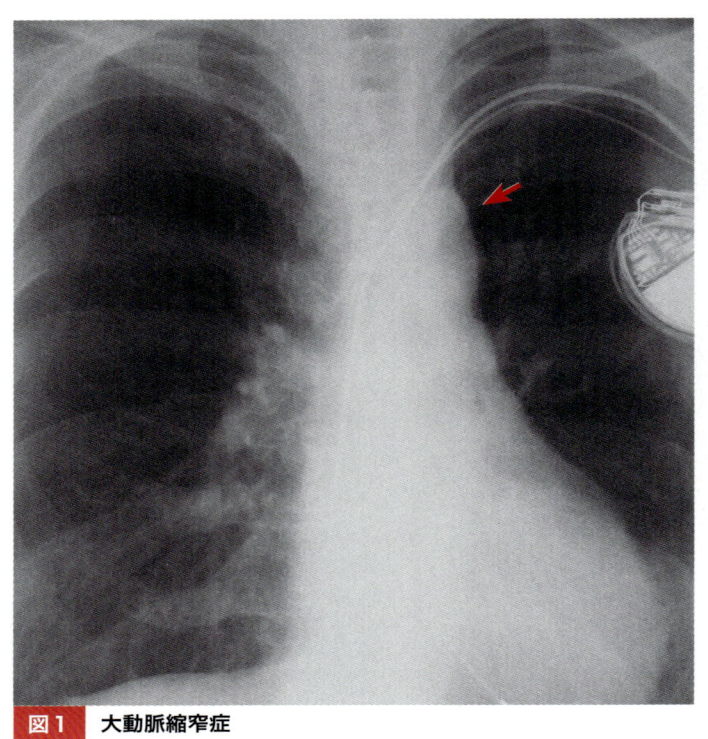

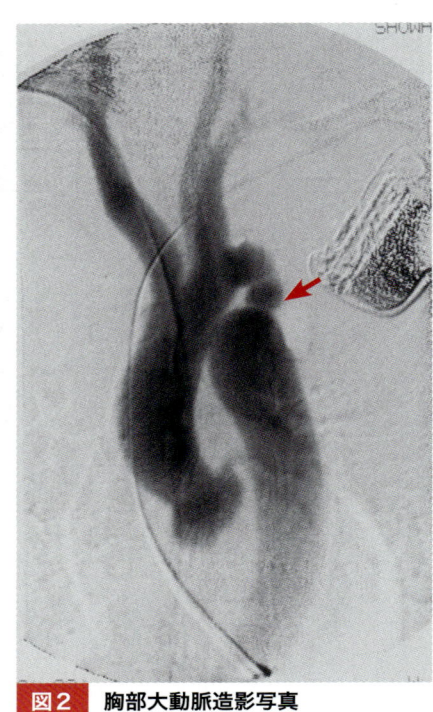

図1 大動脈縮窄症

図2 胸部大動脈造影写真
図1と同症例

図1で大動脈弓（矢印）が小さく，大動脈弓と下行大動脈との輪郭の連続性は不明瞭に認められる．胸部大動脈造影写真（図2）で大動脈弓部直下に限局性狭窄（矢印）および狭窄後の拡大（poststenotic dilatation）が認められる．

理由 図1では大動脈弓が小さく描出され，胸部大動脈造影で大動脈弓部直下に限局性狭窄が認められ，大動脈縮窄症と考えられる．

見間違い・見誤り 漏斗胸や患者の体位が回旋した場合に，胸部X線写真で大動脈弓が小さく描出されることがある．

確定診断・検査 CT，MRI，血管造影で，大動脈弓部直下に限局性狭窄を同定することで診断する．

病的意義 管後性の大動脈縮窄症は自覚症状が乏しく，高血圧や心雑音を契機に発見されることが多い．発見が遅れた場合，感染性心内膜炎，大動脈解離，虚血性心疾患など致死的合併症が高率に起こるために早期に診断することが重要である．

第2章 -3) 大血管

8. 修正大血管転位 (corrected transposition of great arteries)

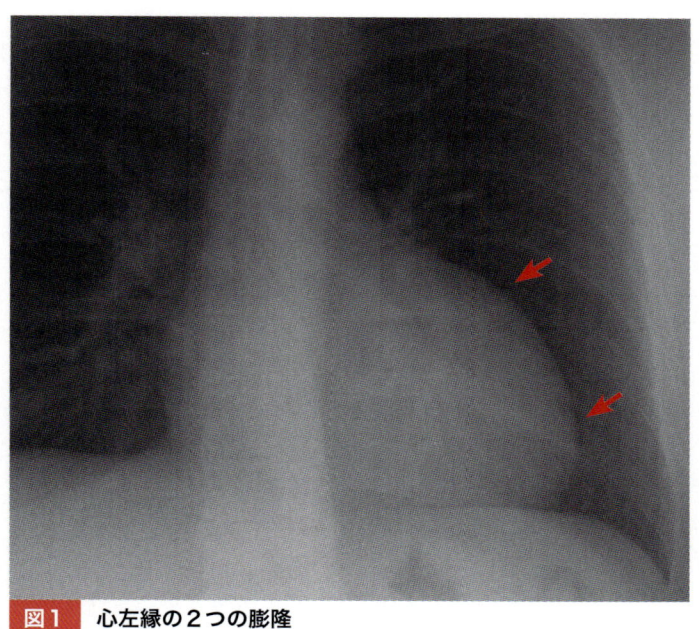

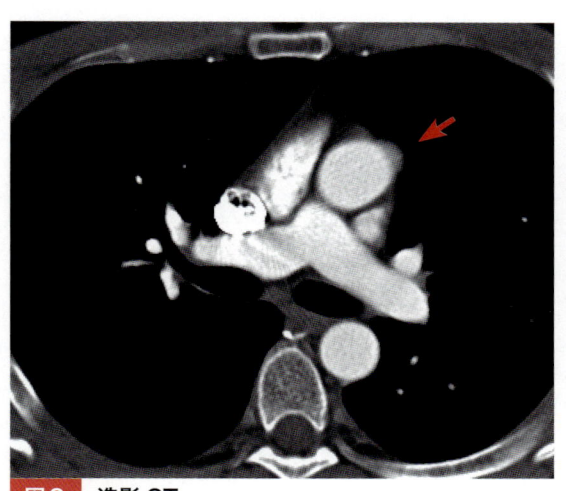

図1 心左縁の2つの膨隆

図2 造影CT
図1と同症例

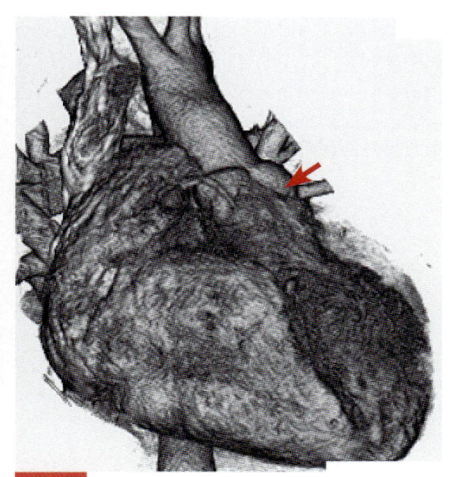

図3 volume rendering 像
図1と同症例

図1で心左縁に2つの膨隆（矢印）が認められる．上行大動脈が上部の凸縁を，解剖学的右室が下部の凸縁を形成する．造影CT（図2）で上行大動脈（矢印）は通常に比べ左前方に位置し，肺動脈主幹部は右後方に位置している．volume rendering 像（図3）で解剖学的右室から起始する上行大動脈が左心縁上部でなだらかに膨隆しているのが確認できる（図3：矢印）．

理由 大動脈が左前方に，肺動脈が右後方に位置するため，胸部X線写真で上行大動脈が心陰影の左上〜中部縁を形成し，直線的あるいはなだらかに膨隆する．解剖学的右室ともに心左縁に2つの凸縁（double convex border）を呈する．

見間違い・見誤り 胸部X線写真では上行大動脈の膨隆を縦隔腫瘍と見間違えることがある．

確定診断・検査 心エコー，CT，MRIで左右心室と大血管の位置異常と接合関係の評価が可能である．詳細な検索には心臓カテーテル検査が用いられる．

病的意義 頻度は全先天性心疾患の0.5%とされる．臨床症状は合併する心奇形の程度による．合併奇形がない場合には症候に乏しいため，成人になってから胸部X線写真で偶然発見されうる．

第2章 -3) 大血管

9. 左上大静脈遺残 (persistent left superior vena cava)

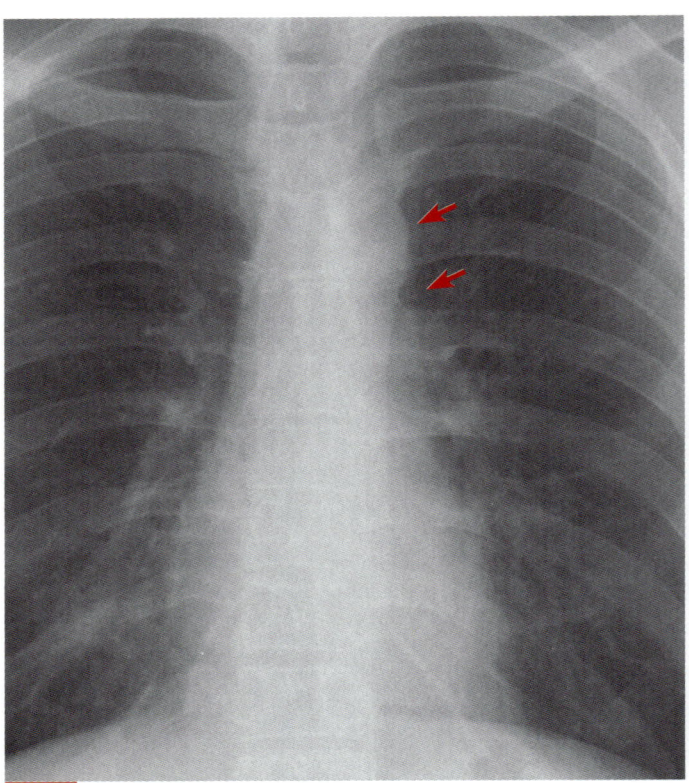

図1 左縁上部外側部の淡い帯状陰影

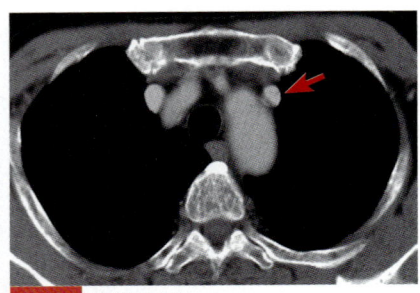

図2 造影 CT
図1と同症例

図3 MPR 冠状断像
図1と同症例

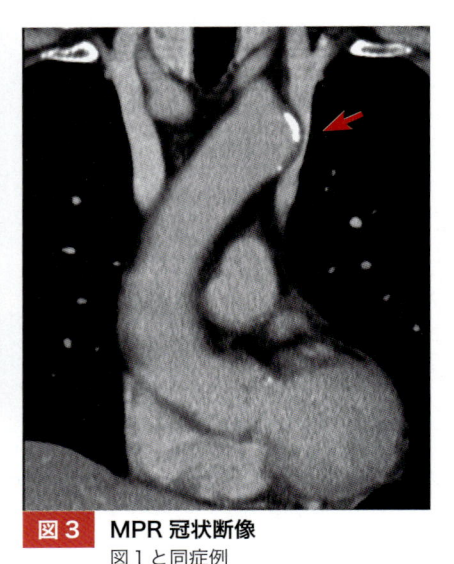

図1 で左縁上部外側部に淡い帯状の陰影（矢印）が認められる．造影 CT（図2），MPR 冠状断像（図3）で大動脈弓部および左肺動脈の左側を走行する左上大静脈遺残（矢印）が確認できる．

理由 CT で左鎖骨下静脈から大動脈弓部および左肺動脈の左側を走行し，冠静脈洞に至る静脈の存在とする．

見間違い・見誤り 胸部 X 線写真では左縁上部外側部に淡い帯状の陰影として認められ，縦隔腫瘍や左腕頭静脈の走行異常と見間違えることがある．

確定診断・検査 CT，MRI で左鎖骨下静脈から大動脈弓部および左肺動脈の左側を走行し，冠静脈洞に至る左上大静脈遺残を同定することで診断する．

病的意義 左上大静脈遺残は約 0.3％ の頻度で認められる．約 35％ の症例で左腕頭静脈が欠損し，約 10〜18％ の症例で右側上大静脈が認められない．右側上大静脈も認められる場合は，重複上大静脈（duplicated SVC：superior vena cava）となる．

第2章 -3) 大血管
10. 下大静脈欠損に伴う奇静脈／半奇静脈連結
(interruption of the inferior superior vena cava with azygos/hemiazygos continuation)

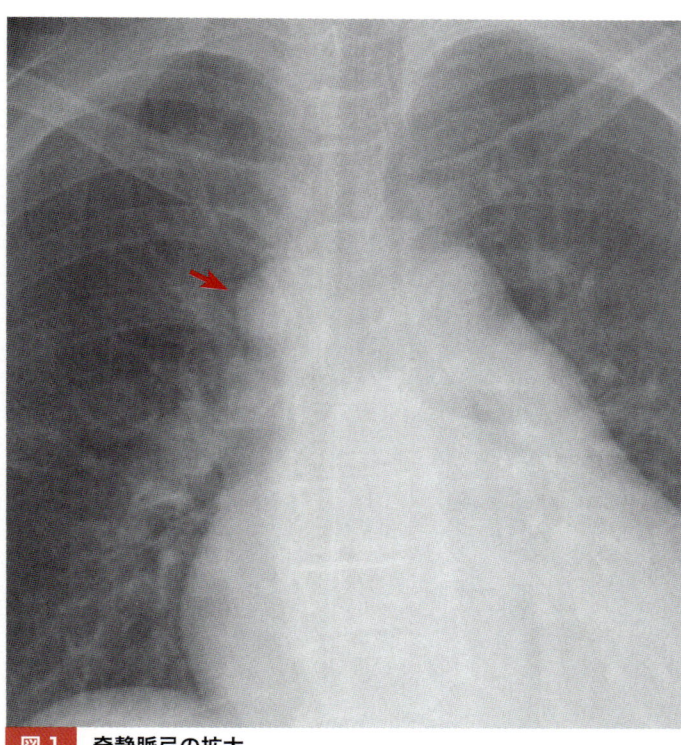

図1 奇静脈弓の拡大

図1で奇静脈弓の拡大（矢印）が認められる．造影CT（図2）で拡張した奇静脈弓（矢印）が確認できる．造影CT（図3）で拡張した奇静脈（矢印）および半奇静脈（矢頭）が認められる．肝部下大静脈（hepatic segment）は欠損している．

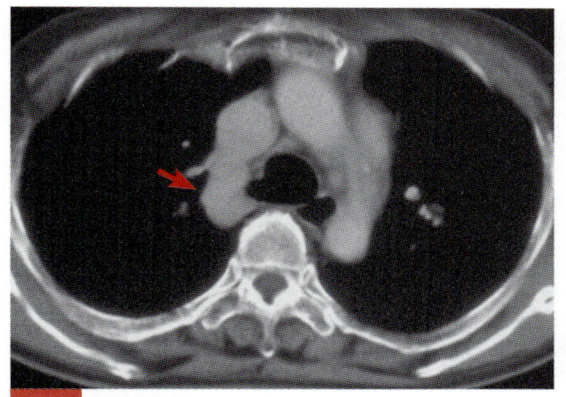

図2 造影CT
図1と同症例

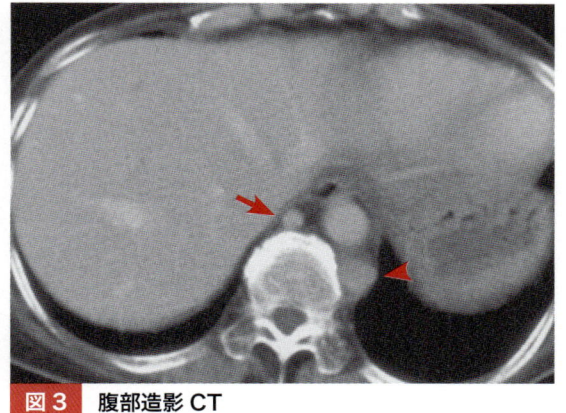

図3 腹部造影CT
図1と同症例

理由 造影CTで下大静脈の欠損と拡張した奇静脈，半奇静脈，奇静脈弓，上大静脈が認められる．

見間違い・見誤り 胸部X線写真では奇静脈弓の拡大が認められ，縦隔腫瘍やリンパ節腫大と見間違えることがある．

確定診断・検査 CTで奇静脈，半奇静脈，奇静脈弓，上大静脈の拡大と，下大静脈の腎上方から肝静脈の下大静脈流入部以下までの欠如を同定することで診断する．

病的意義 先天性心疾患の0.6％に合併する大静脈の奇形で，左上大静脈遺残に次いで多い．肝静脈は直接右房に還流する．奇静脈／半奇静脈連結は多脾症の一症状のことがあり，系統的な合併奇形の評価も重要である．

第2章 -3) 大血管

11. 部分肺静脈還流異常
(partial anomalous pulmonary venous return)

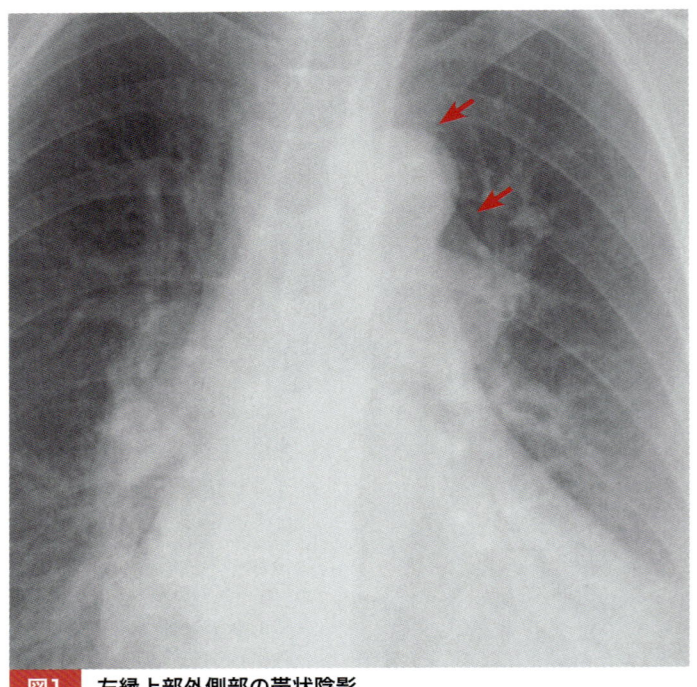

図1 左縁上部外側部の帯状陰影

図1で左縁上部外側部に淡い帯状の陰影（矢印）が認められる．造影CT（図2）で肺静脈の一部が異常血管（矢印）に流入している．volume rendering法による3D-CT（図3）で左上肺静脈の一部が異常血管（矢印）に流入し，大動脈弓部左側を通り，左腕頭（無名）静脈に合流するのが確認できる．

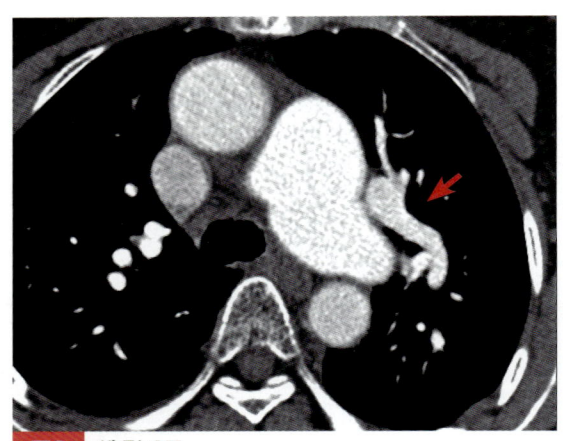

図2 造影CT
図1と同症例

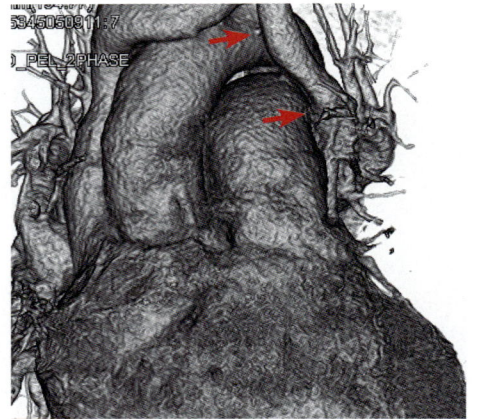

図3 volume rendering法による3D-CT
図1と同症例

理由 左上肺静脈の一部が，左腕頭（無名）静脈に還流するため図1で帯状の陰影が認められる．

見間違い・見誤り 胸部X線写真では時に異常肺静脈が認められ，縦隔腫瘍やリンパ節腫大と見間違えることがある．還流量が多く，異常肺静脈が認められない場合にはうっ血性心不全と見間違えることがある．

確定診断・検査 CTでは肺静脈から左房以外に還流する異常静脈を同定することで診断する．

病的意義 剖検の0.6%にみられ，35%に心房中隔欠損症などの心奇形を合併する．臨床症状は異常に還流する肺静脈の本数，還流血管の部位，合併する心奇形，短絡量に依存する．通常，1本だけの還流異常で他の心奇形の合併がなければ無症状である．

第3章

胸壁・胸椎・皮膚・その他

1）胸壁（胸骨・鎖骨・肋骨・肩甲骨・その他） ……… 88
2）胸椎 ……… 113
3）胸壁（軟部組織） ……… 123
4）皮膚・その他 ……… 132

第3章 -1) 胸壁（胸骨・鎖骨・肋骨・肩甲骨・その他）

1. 第1肋軟骨石灰化
（ossification of the first rib cartilage）

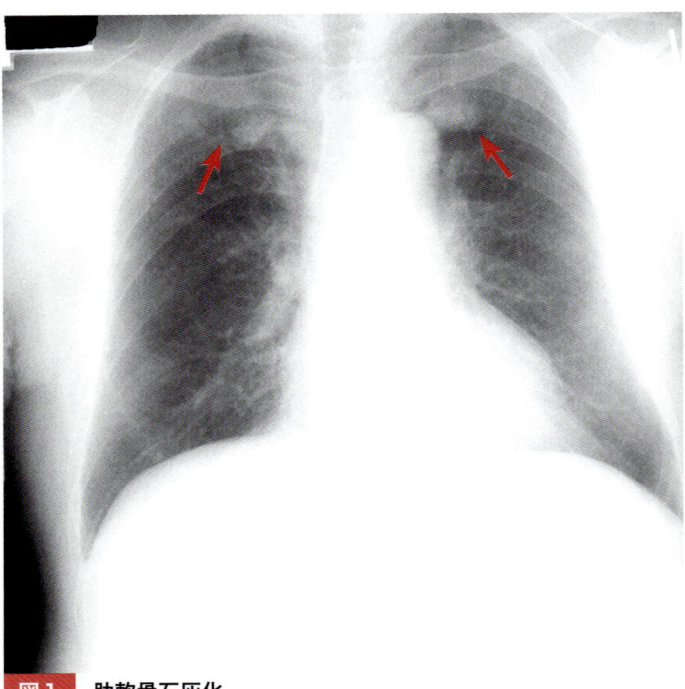

図1 肋軟骨石灰化

図2 CT
図1と同症例

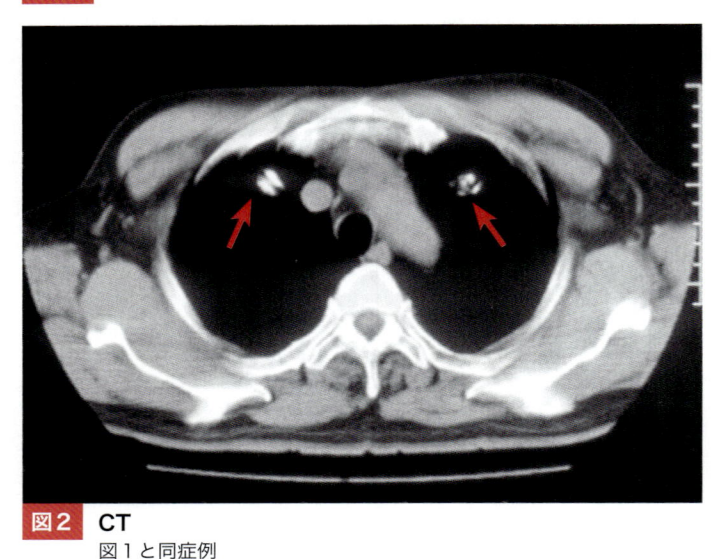

両側上肺野にほぼ左右対称性に透過性の低い結節様所見が認められる（**図1**：矢印）．第1肋軟骨石灰化が疑われる．以前との比較が重要となる．CTで，内部の関節様の裂隙が特徴となる（**図2**：矢印）．

理由 肋軟骨はX線透過性であるが，20歳過ぎで始まる石灰化により認識可能となる．通常左右ほぼ対称性となるが，稀に非対称性のこともあり，しばしば肺野病変を否定できない悩ましい所見となり得る．

見間違い・見誤り 肺結節を疑い，結果として第1肋軟骨石灰化の場合はよいが，逆の場合は重大な結果を招くので，慎重な診断が必要となる．以前の胸部X線写真と少しでも変化がある場合，左右非対称の場合は注意がいる（**参考症例1, 2**）（**図3, 5**）．

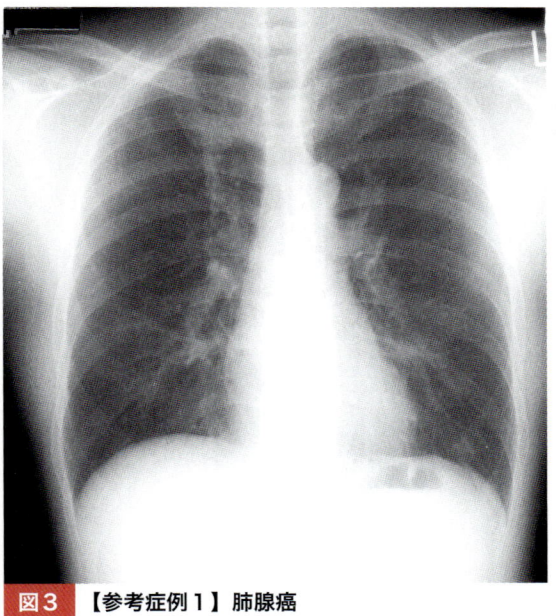

| 図3 | 【参考症例1】肺腺癌 |

| 図4 | CT |
図3と同症例

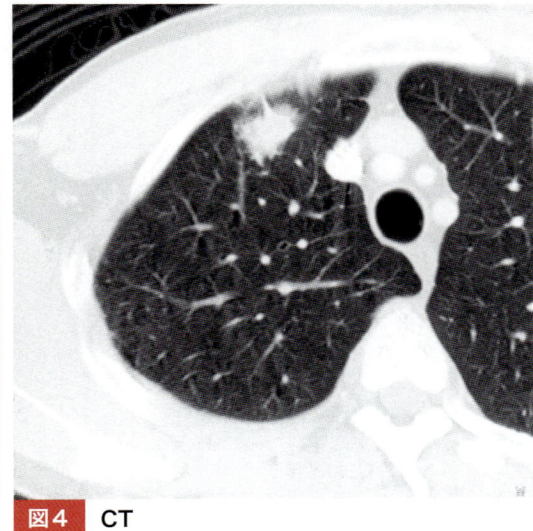

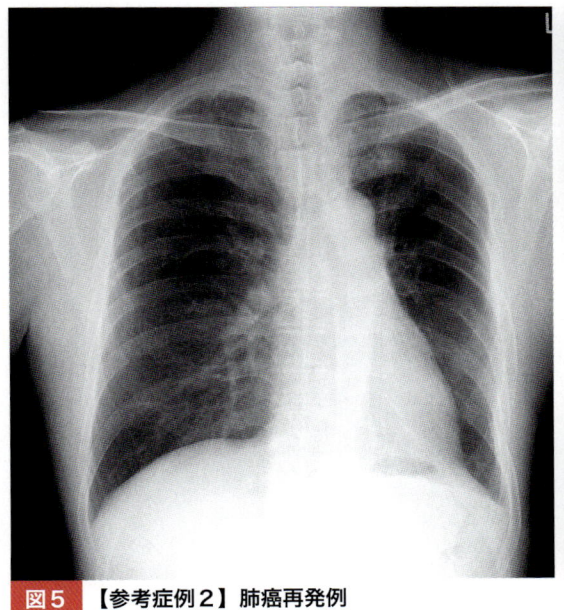

| 図5 | 【参考症例2】肺癌再発例 |

| 図6 | CT |
図5と同症例

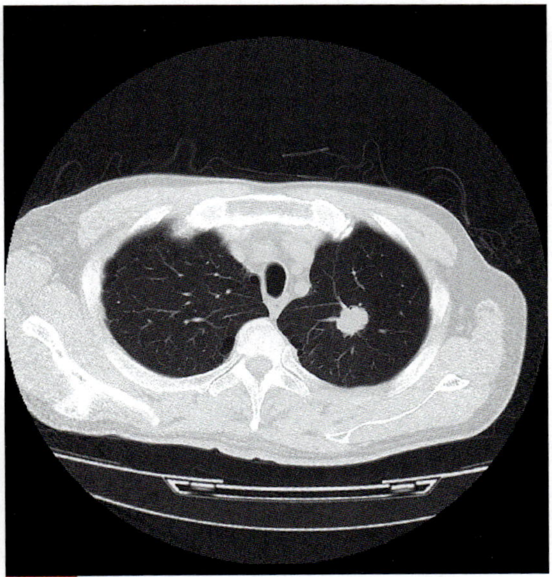

確定診断・検査 以前は断層写真や肺尖撮影が行われたが，現在はCTが必要となる．図3, 4は，右側の第1肋軟骨石灰化様の所見を示した肺腺癌，図5, 6は左第1肋軟骨石灰化様の肺癌再発例である．

第3章 胸壁・胸椎・皮膚・その他

第3章 -1）胸壁（胸骨・鎖骨・肋骨・肩甲骨・その他）

2. 胸骨化骨中心 (sternal ossification centers)

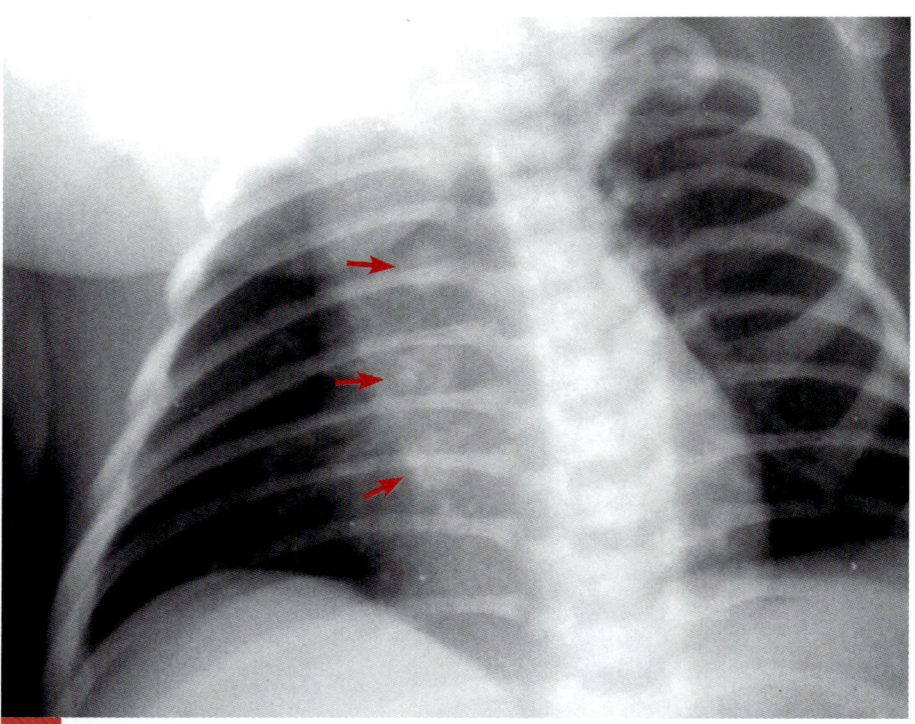

図 胸骨化骨中心

数個の結節様陰影がみられる（図：矢印）．これは胸骨化骨中心である．円形で上下に一直線に並ぶのが特徴である．

理由 乳幼児の胸部X線写真では，ときに体位が正確な正面像とはならず，斜位のかかった不良画像となり得る．

見間違い・見誤り 3歳位までにみられる．肋骨と重なると肋骨骨折後の化骨形成や，肺野に重なると肺結節と見間違えることがある．

確定診断・検査 知っていれば問題ないが，正確な正面像で再確認できればさらによい．

第3章 -1) 胸壁（胸骨・鎖骨・肋骨・肩甲骨・その他）

3. 胸腔内肋骨 (intrathoracic rib)

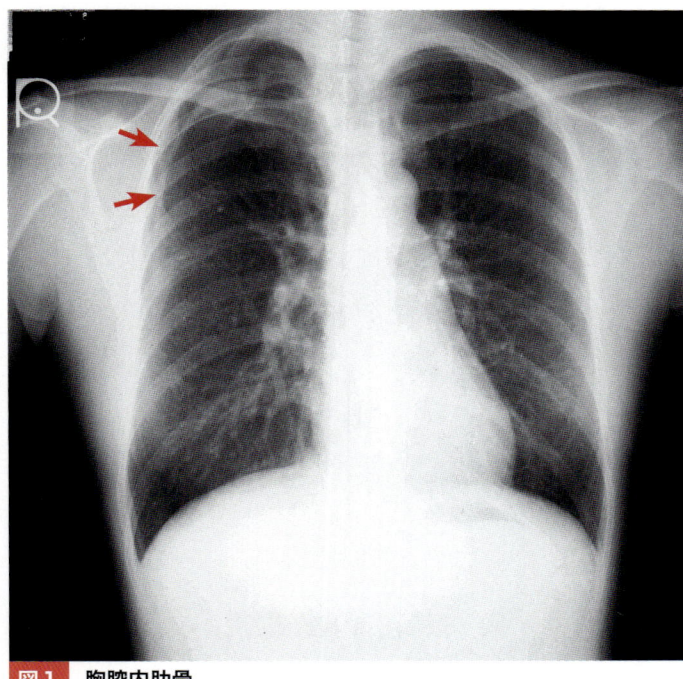

図1 胸腔内肋骨

やや未熟で細い肋骨様の所見が，後部肋骨下縁から連続してみられる（図1，2：矢印）．

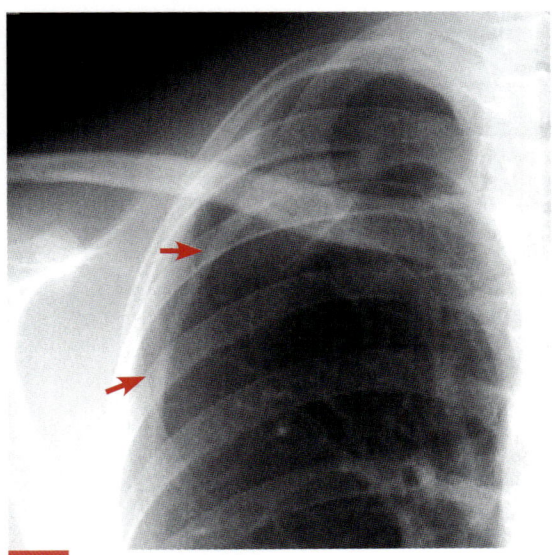

図2 拡大像：胸腔内肋骨
図1と同症例

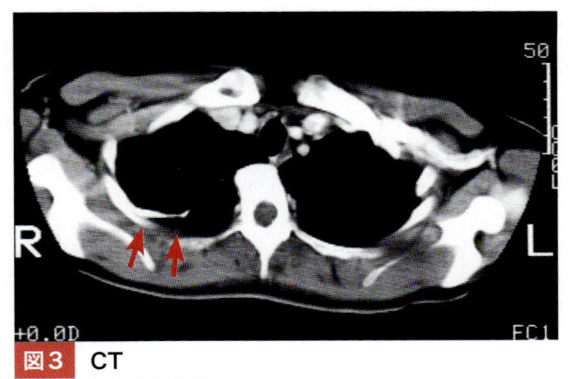

図3 CT
図1と同症例

理由 過剰で未発達（不完全）な肋骨がまれに胸腔内に突出してみられ，胸腔内肋骨とよばれる．過剰な肋骨は胸膜腔や胸腔内に存在し，胸膜で被覆されている．約80％は右側でみられる．

見間違い・見誤り 胸膜肥厚や限局性胸水と間違うことがある．部位によってはScimitar症候群などの異常血管と間違われることもある．

確定診断・検査 CTで，胸腔内肋骨が後部肋骨下縁（図3：矢印）または椎体から起始しているのが確認できる．通常は気胸の原因とはなり得ない．

第3章 -1) 胸壁（胸骨・鎖骨・肋骨・肩甲骨・その他）

4. 肩甲骨上角の二峰性変形
(double tips of the superior angle of the scapula)

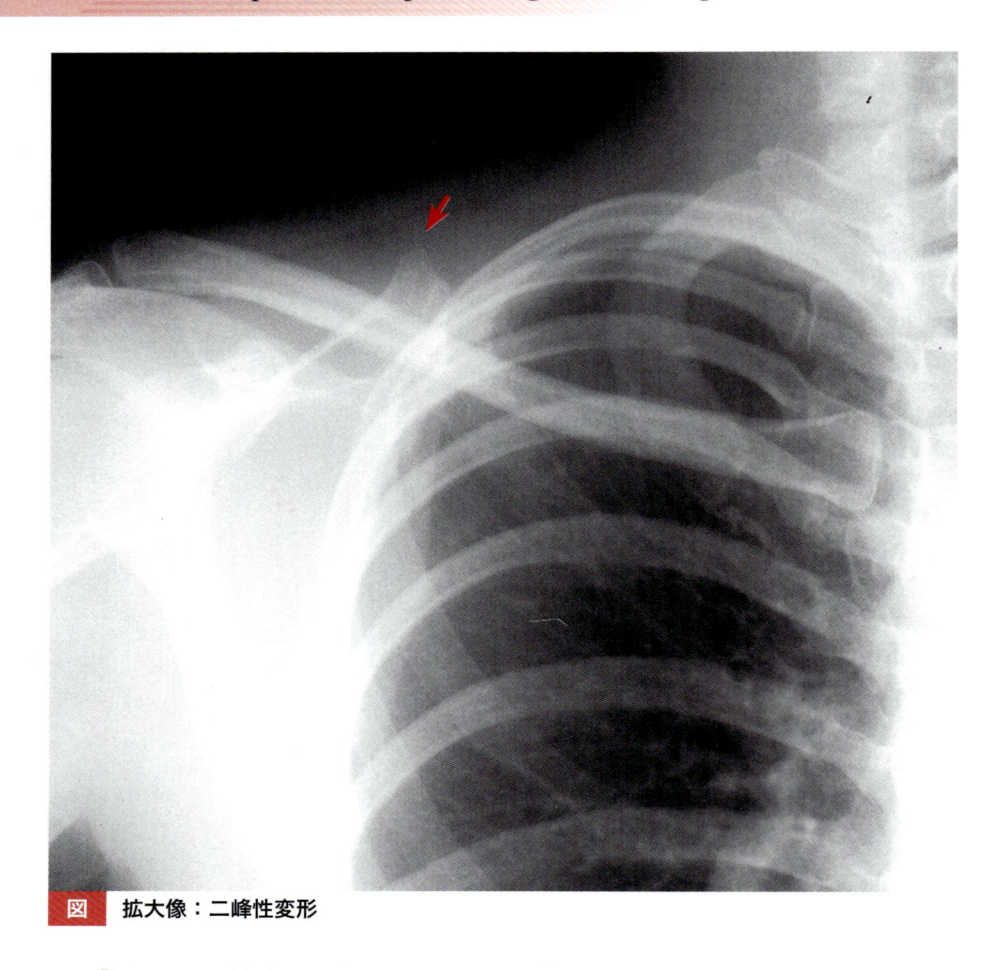

図 拡大像：二峰性変形

右肩甲骨上内側角の二峰性突起が認められる（図：矢印）．

理由 肩甲骨上内側角が鈍化したり，左右非対称となることがある．またこの症例のように二峰性突起を示すこともあり，いずれも軽微な変形である．

見間違い・見誤り 撮影時の肩甲骨の位置によっては，胸腔内病変とも見間違い得る．

正しい位置での撮影では胸隔外の異常や骨折と見誤ることもある．

確定診断・検査 必要ないが，知っておいた方がよい．

第3章-1) 胸壁（胸骨・鎖骨・肋骨・肩甲骨・その他）

5. 肩甲骨との重なりによる上腕骨無腐性骨壊死類似所見

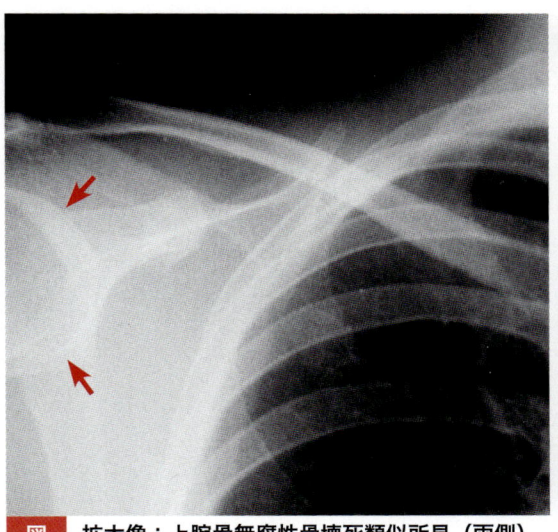

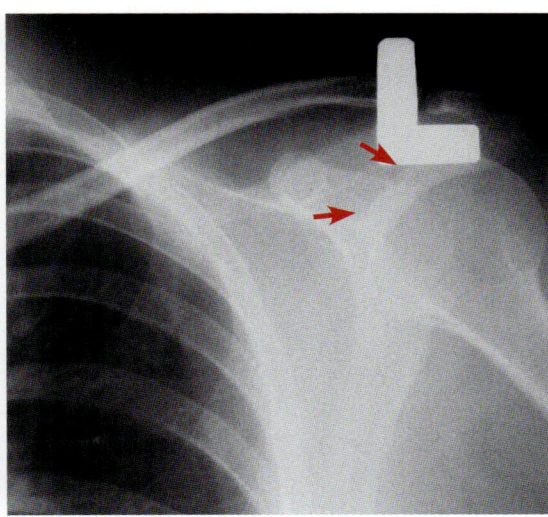

| 図 | 拡大像：上腕骨無腐性骨壊死類似所見（両側） |

■ 両側上腕骨頭内側端に，三日月状の骨硬化性変化類似所見がみられる（図：矢印）

理由 撮影体位によるが，肩甲骨と上腕骨頭内側端が重なり合うことで，三日月状の骨硬化性変化類似の所見を生じ得る．

見間違い・見誤り 無腐性骨壊死と見誤らない注意がいる．

確定診断・検査 注意深く，骨の重なりを同定できれば問題ない．

第3章-1）胸壁（胸骨・鎖骨・肋骨・肩甲骨・その他）

6. 菱形窩 (rhomboid fossa)

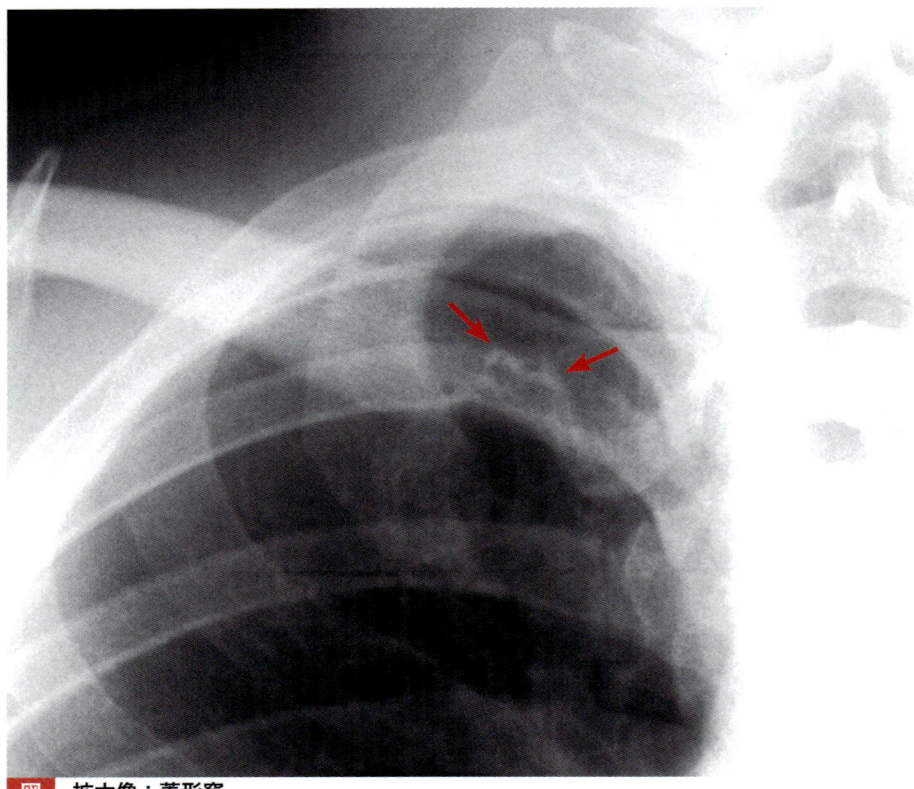

図 拡大像：菱形窩

▎鎖骨内側下面に菱形の欠損像がみられる（**図**：矢印）．

理由 これは鎖骨と第1肋骨を結ぶ，肋鎖靭帯の付着部の骨欠損像で，菱形窩とよばれる．正常の靭帯付着溝形成である．

見間違い・見誤り 骨転移，骨腫瘍と見誤らない注意がいる．また肺野と重なると，肺空洞性病変と見間違い得る．

確定診断・検査 典型的な位置や形態を知っていれば，通常問題ない．

7. 漏斗胸 (pectus excavatum/funnel chest)

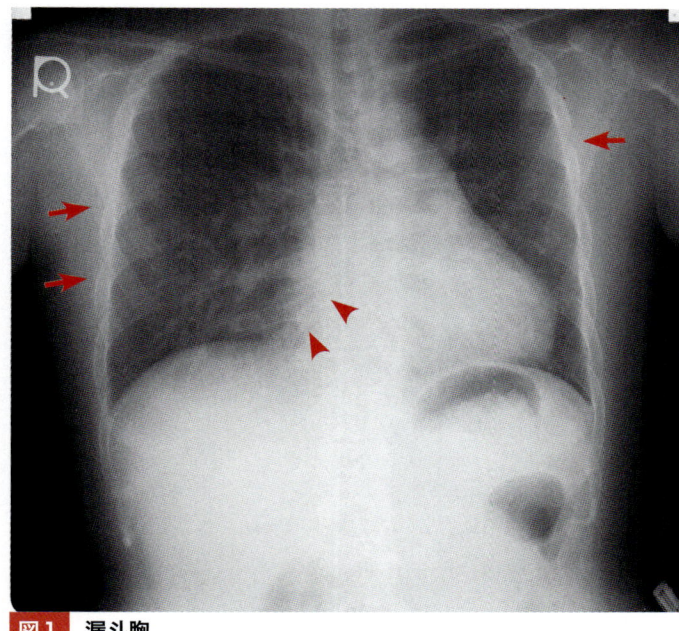

図1 漏斗胸

正面像で、心右縁外側の透過性が低下し、右肺動脈は外側に偏位している。心陰影は左側に偏位し、心右縁は不明瞭となっている。背側肋骨は水平に走行し（図1：矢印）、腹側肋骨は強く斜走しており（図1：矢頭）、漏斗胸が示唆される。側面像では胸骨の陥凹がみられ、左心室は後方に偏位し、胸骨椎体に重なる（図2：矢印）。

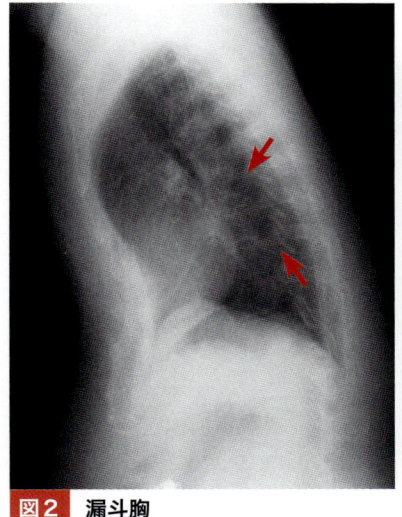

図2 漏斗胸　図1と同症例

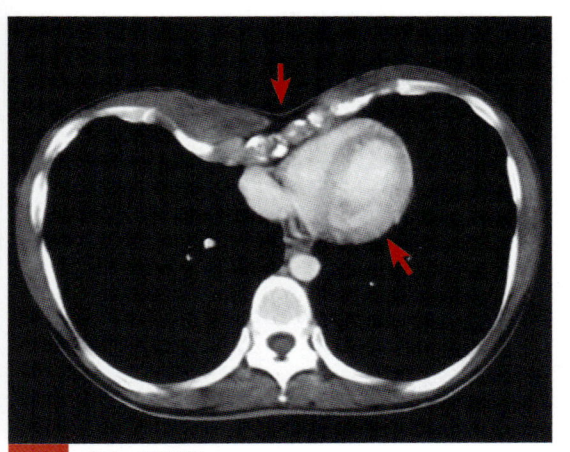

図3 CT：漏斗胸　図1と同症例

理由　胸骨の後方への陥凹（depression）が主体の変形で、両側肋骨は相対的に胸骨の前方に位置する。横隔膜の部分的異常も関与する。45％が家族性である。また、Marfan症候群、Ehlers-Danlos症候群、Poland症候群、先天性心疾患にみられることもある。

見間違い・見誤り　右側前胸壁の傍胸骨の透過性低下と心右縁の不明瞭さにより、右中葉病変と見間違えられることがある。心大血管系の圧排偏位により、縦隔腫瘤と見間違うこともあり得る。

確定診断・検査　胸骨陥没凹の程度は側面像（図2）で評価できる。胸骨の変形や心大血管の偏位はCTやMRIでよく評価できる（図3：矢印）。

第3章-1) 胸壁（胸骨・鎖骨・肋骨・肩甲骨・その他）

8. 肋骨切痕（rib notching）

図1 【症例1】骨欠損様の所見（肋骨下縁）

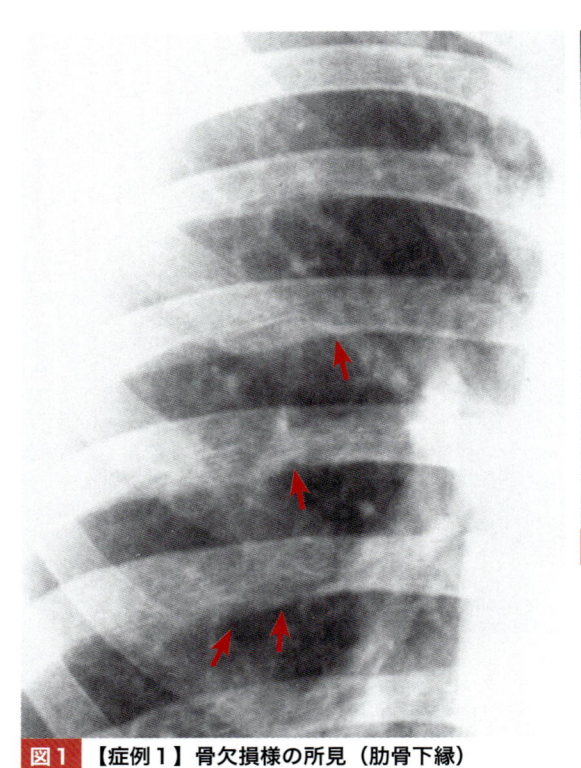

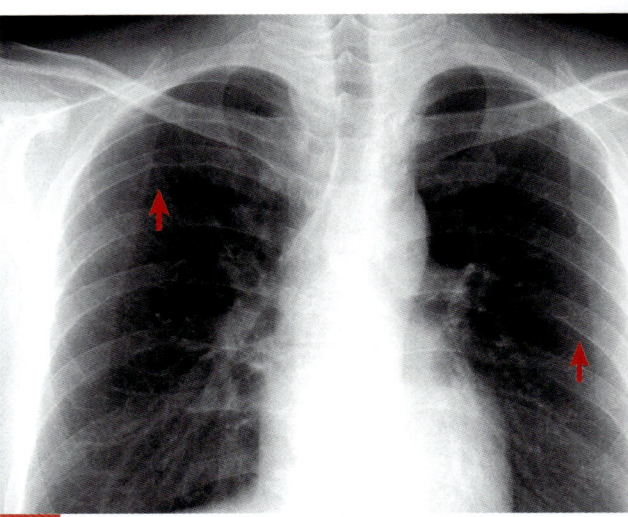

図2 【症例2】骨欠損様の所見（肋骨下縁）

大動脈縮窄症患者2例で，複数の肋骨下縁に軽度の骨欠損様の所見がみられる（図1，2：矢印）．

理由 肋骨下縁切痕の原因として最も多いのは大動脈縮窄症である．側副血行路として拡張した肋間動脈の拍動により，骨の侵食が生じる．まれに肋骨上縁の切痕も生じ得る．6～7歳前に切痕がみられることはまれで，通常10代前半で明瞭となる．他の原因としては高安動脈炎やFallot四徴症のBlalock–Taussing手術後等が知られている．

見間違い・見誤り 肋骨自体の病変，特に腫瘍性病変と見間違い得る．

確定診断・検査 手術歴を含む既往歴の確認が重要である．副甲状腺機能亢進症が疑われたら，ホルモン検査や他部位の骨のチェックが必要となる．肋間腔の拡大などがあり，神経原性腫瘍が疑われれば，CTやMRIが有用となる．

9. 頸肋 (cervical rib)

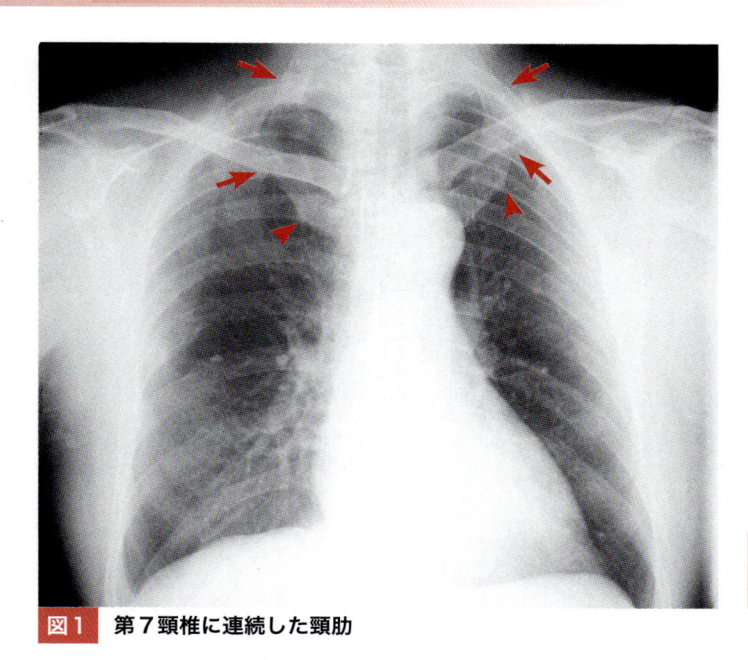

図1 第7頸椎に連続した頸肋

両側肺尖部内側の異常影が疑われるが，第7頸椎に連続した頸肋であることがわかる（図1：矢印）.

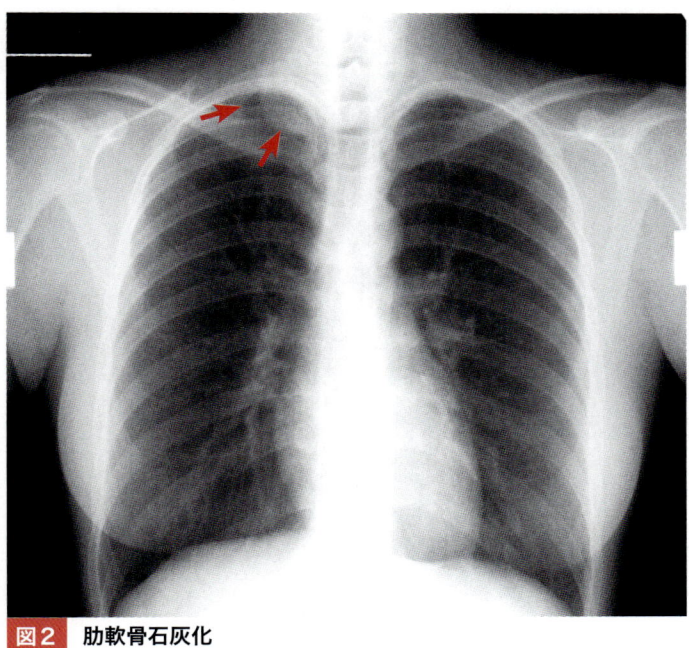

図2 肋軟骨石灰化

理由 約1.5％でみられる congenital anomaly である．両側性が大多数だが，まれに片側のこともある（図2：矢印）．片側例では右側に多い．図1の両側性の症例では，頸肋は第1肋骨間に関節を形成している（図1：矢頭）.

見間違い・見誤り 盲端があると肺野病変と見間違い得る．頸部軟部組織の石灰化と見間違わない注意も必要である．片側例では縦隔腫瘍と見誤ることがある．

確定診断・検査 知っていれば問題ない．

第3章-1) 胸壁（胸骨・鎖骨・肋骨・肩甲骨・その他）

10. 鎖骨化骨中心 (ossification center of the clavicle)

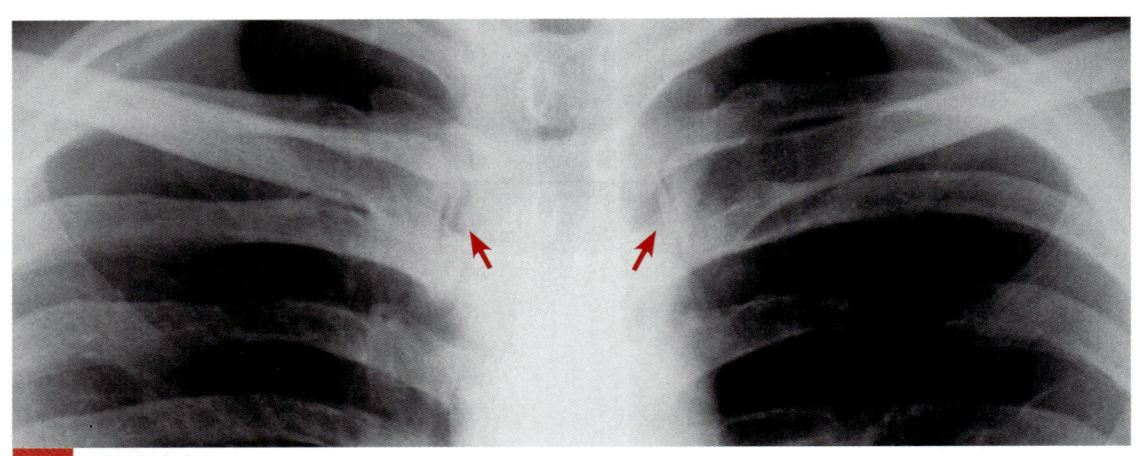

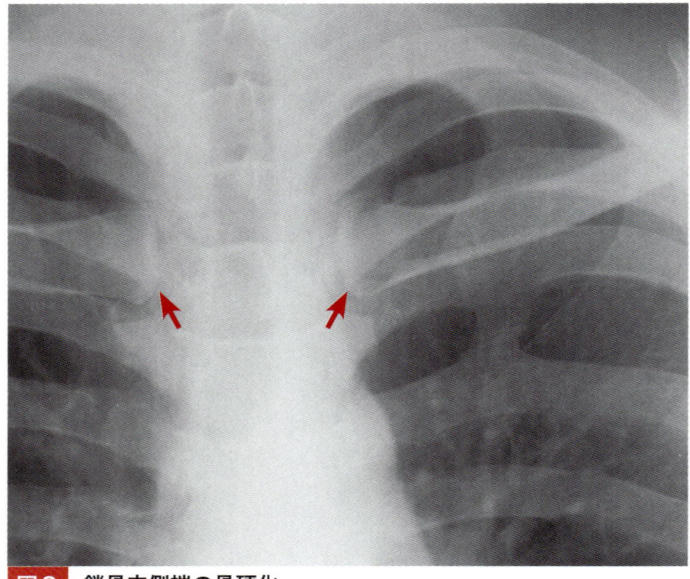

図1 鎖骨化骨中心

図2 鎖骨内側端の骨硬化

鎖骨内側端に癒合していない化骨中心が中年以後でもみられる（**図1**：矢印）．また，鎖骨の内側端の骨硬化として認められることもある．（**図2**：矢印）．

理由 鎖骨内側端の化骨中心は，通常10代の終わりから20代半ばで骨化融合し，不明瞭となる．ときに30代以後も残存してみられ，高齢者でも同定されることがある．

見間違い・見誤り 撮影体位が正確な正面像にならない場合などには，骨折線や異常骨硬化像と見間違うことがある．

確定診断・検査 特に必要ない．知っている事が大切．

第3章 -1) 胸壁（胸骨・鎖骨・肋骨・肩甲骨・その他）

11. 烏口鎖骨靱帯骨化
（ossification of coracoclavicular ligament）

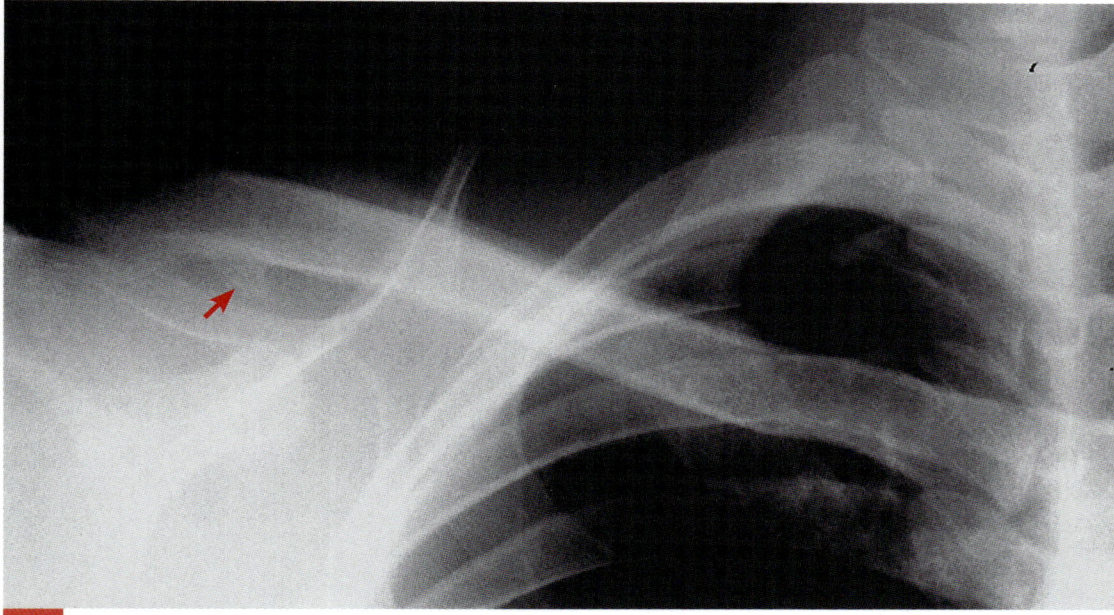

図　烏口鎖骨靱帯骨化

▌烏口鎖骨靱帯の骨化がみられる（図：矢印）．

理由　外傷が起因となる場合の骨化は，通常外傷後，3〜5週後に生じる．繰り返す軽微な傷害でも骨化し得る．

見間違い・見誤り　骨折後変化や軟部組織の異常石灰化と見間違わない注意がいる．

確定診断・検査　知っていれば特に問題ない．

第3章-1）胸壁（胸骨・鎖骨・肋骨・肩甲骨・その他）
12. 肋骨の骨島 (bone island in rib)

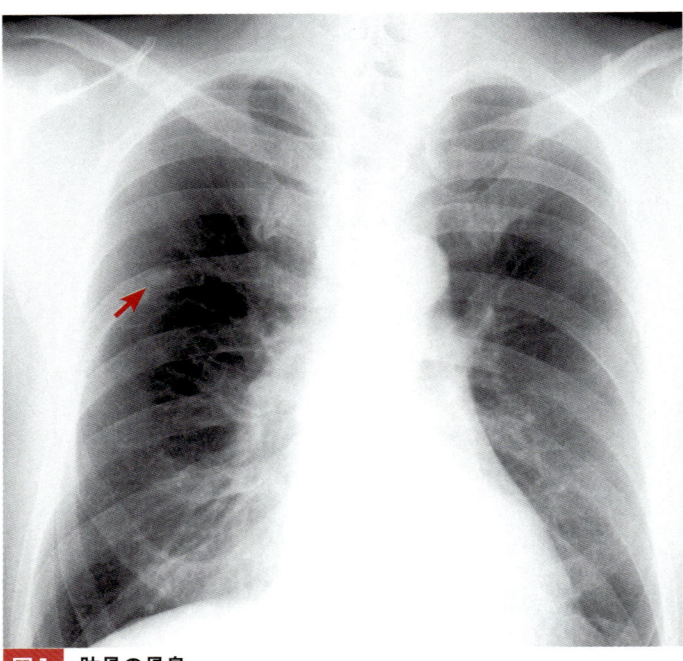

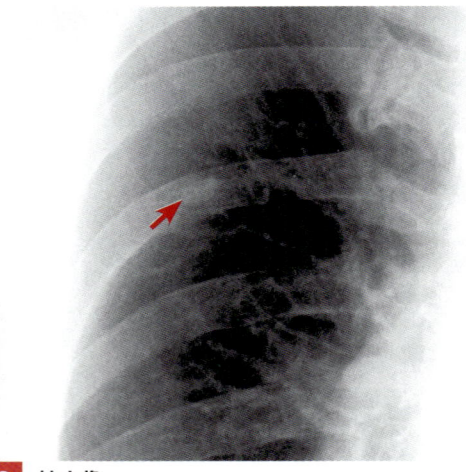

図1 肋骨の骨島

図2 拡大像
図1と同症例

右中肺野，右第6肋骨に重なる横向き楕円形の結節様の所見がみられる（図1, 2：矢印）．大きさの割に透過性は低く，辺縁は明瞭で，肋骨の骨島と診断できる．

理由 骨島は骨の無症状で良性の透過性低下部分としてみられ，骨盤骨，大腿骨近位部，肋骨に多い．通常1.5cm以内で円形や楕円形となるが，骨から突出することはない．辺縁が整で，明瞭なことが特徴である．通常は経時的形態変化はないが，まれにわずかな増大や縮小がみられることがある．

見間違い・見誤り 肋骨の骨島は肺野の結節や肋骨の造骨性骨転移と見間違うことがある．

確定診断・検査 1.5cmを越えない辺縁整で明瞭な透過性低下部位としてみられる．円形や楕円形で，診断上通常問題とはならない．まれにCTが施行されることもある．骨シンチグラムでは異常集積を示さない．

13. マッハ効果 (Mach effect), マッハバンド (Mach bands)

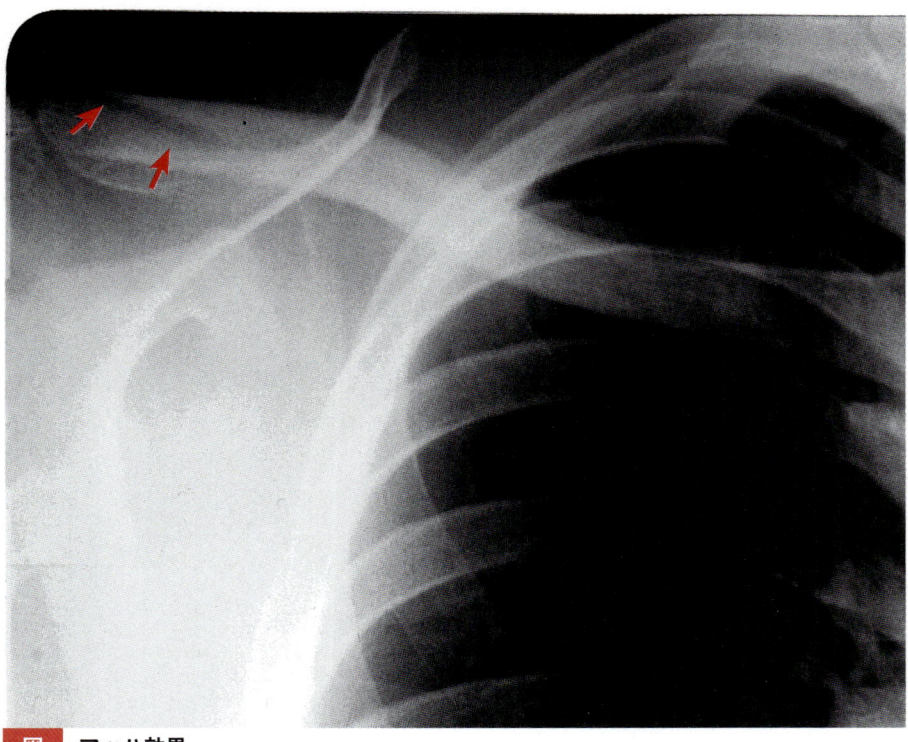

図 マッハ効果

▌ 肩峰に重なる鎖骨に沿った線上の低吸収帯がみられる（図：矢印）．

理由 第2章-1)-3の「マッハ効果，マッハバンド」に記した，陰性マッハバンド（negative Mach band）である．

見間違い・見誤り 鎖骨骨折の約80%は中3分の1に生じ，肩鎖関節にまで達することもある．骨折線と見間違えない注意がいる．

確定診断・検査 マッハ効果，マッハバンドを知っていれば通常問題ない．

第3章-1) 胸壁（胸骨・鎖骨・肋骨・肩甲骨・その他）

14. ストレートバック症候群
（straight back syndrome）

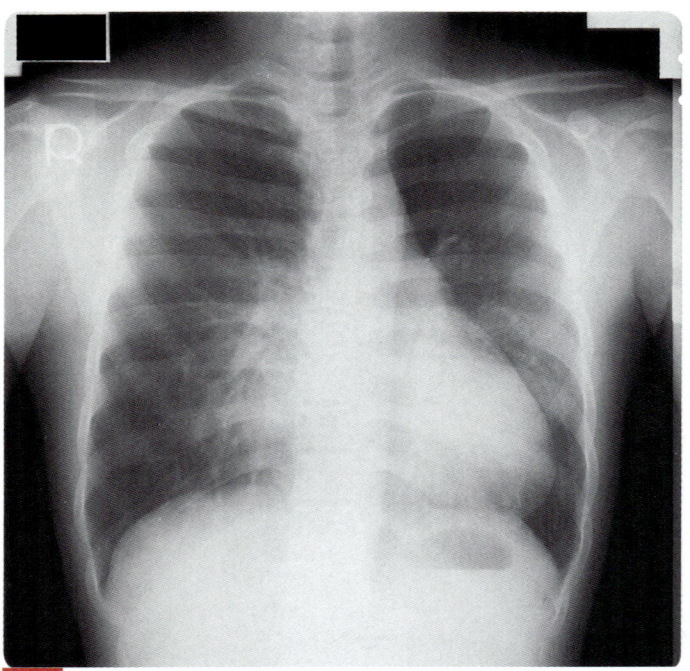

図1 ストレートバック症候群

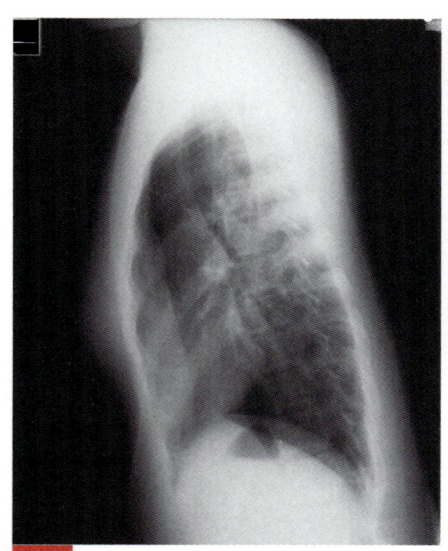

図2 ストレートバック症候群
図1と同症例

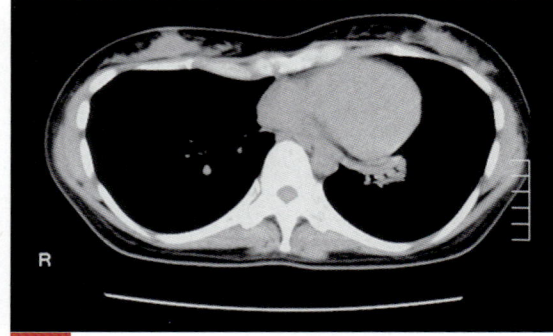

図3 CT：ストレートバック症候群
図1と同症例

心拡大が疑われる．右下肺野内側寄りの陰影が目立ち，肺炎も否定できない．背側肋骨の水平走行，腹側肋骨の斜走はない（図1）．側面像では胸椎配列の直線化がみられ，胸隔の前後径が短縮していて，ストレートバック症候群である（図2）．

理由 胸椎の生理的後彎が消失し，短縮した胸隔の前後径のために，心大血管が胸骨と胸椎間で圧迫され，心陰影が左方に偏位する．

見間違い・見誤り 心陰影の左方偏位により，心拡大類似の所見となる．心陰影の左方偏位に伴い右下肺野内側の肺血管影が明瞭となり，肺野異常影と見誤る．臨床的には肺雑音や心電図異常を生じ得る．

確定診断・検査 側面像が診断的であるが，CTが施行されることもあり，診断的である（図3）．

第3章 -1) 胸壁（胸骨・鎖骨・肋骨・肩甲骨・その他）

15. 両側鎖骨内側端の対称性腫大

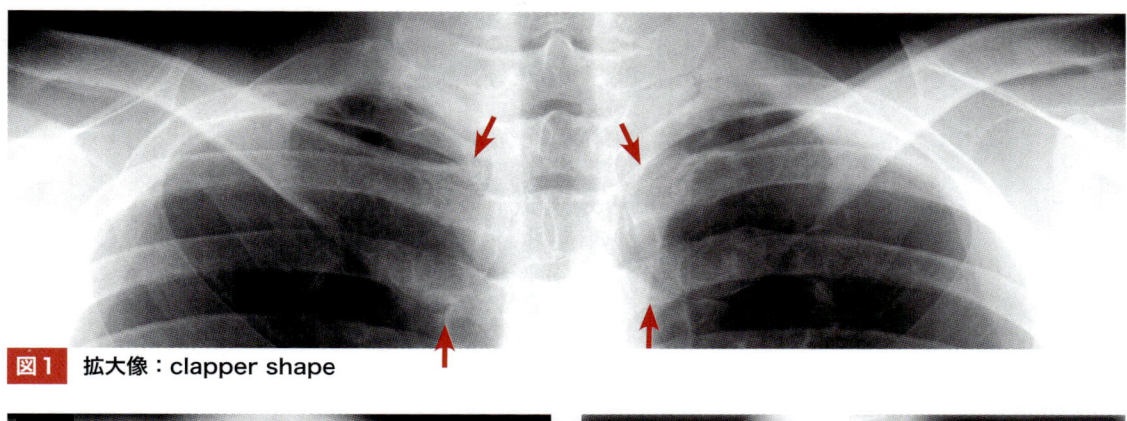

図1 拡大像：clapper shape

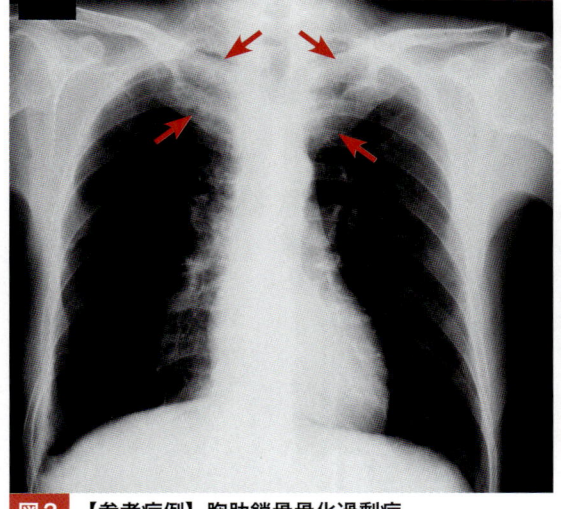

図2 【参考症例】胸肋鎖骨骨化過剰症

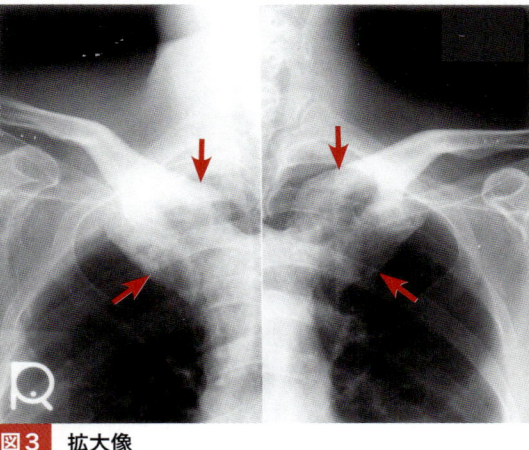

図3 拡大像
図2と同症例

両側鎖骨内側端が左右対称性に腫大している（図1：矢印）．

理由 20～30歳台で，両側鎖骨内側端が左右対称性に腫大し，"clapper shape"（図1）や"rubber stamp"状腫大とも表現される．前者は釣鐘の舌，後者はゴム印の持ち手の意で，いずれも一端が軽度腫大した棒を示している．図2, 3に参考症例として，掌蹠膿疱症に合併した典型的な胸肋鎖骨骨化過剰症〔sternocostoclavicular hyperostosis (ossification)〕（図2, 3：矢印）を示す．

見間違い・見誤り 胸鎖骨の腫大・肥厚，骨腫瘍と見間違わない注意がいる．

確定診断・検査 特に必要ない．

> 第3章-1） 胸壁（胸骨・鎖骨・肋骨・肩甲骨・その他）

16. 肩鎖関節の副小骨
（accessory ossicles in the acromioclavicular joint）

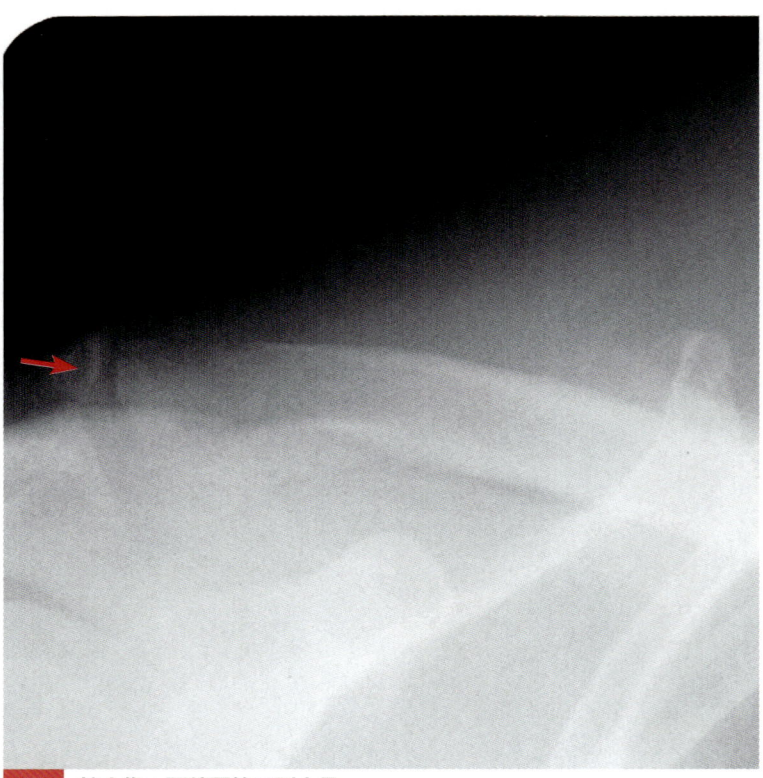

図　拡大像：肩鎖関節の副小骨

▌肩鎖関節に骨片様の所見がみられる（図：矢印）．肩鎖関節の副小骨である．

| 理由 | 他の部位同様，副小骨が残存し得るため，骨片様の所見となる．
| 見間違い・見誤り | 外傷後の骨癒合に伴う残存骨，骨折後変化，特に偽関節と見間違う．骨化や石灰化が淡いと軟部腫瘍と見誤る．
| 確定診断・検査 | 知っていれば特に問題ない．

第3章 -1) 胸壁（胸骨・鎖骨・肋骨・肩甲骨・その他）

17. 鎖骨上神経内側枝の神経管孔
(canal for the medial branch of the supraclavicular nerve)

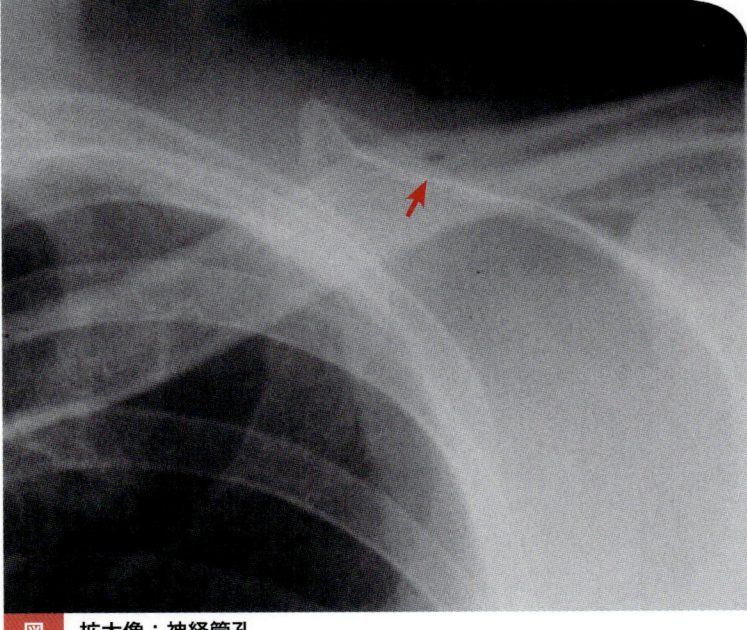

図 拡大像：神経管孔

▎鎖骨中央付近上縁に小孔がみられる（図：矢印）．

理由 鎖骨上神経内側枝が通るための小孔で，まれに2孔みられることもある．
見間違い・見誤り 骨侵食像や骨折と見間違わない注意がいる．
確定診断・検査 通常必要としない．

第3章-1) 胸壁（胸骨・鎖骨・肋骨・肩甲骨・その他）

18. 烏口鎖骨関節 (coracoclavicular joint)

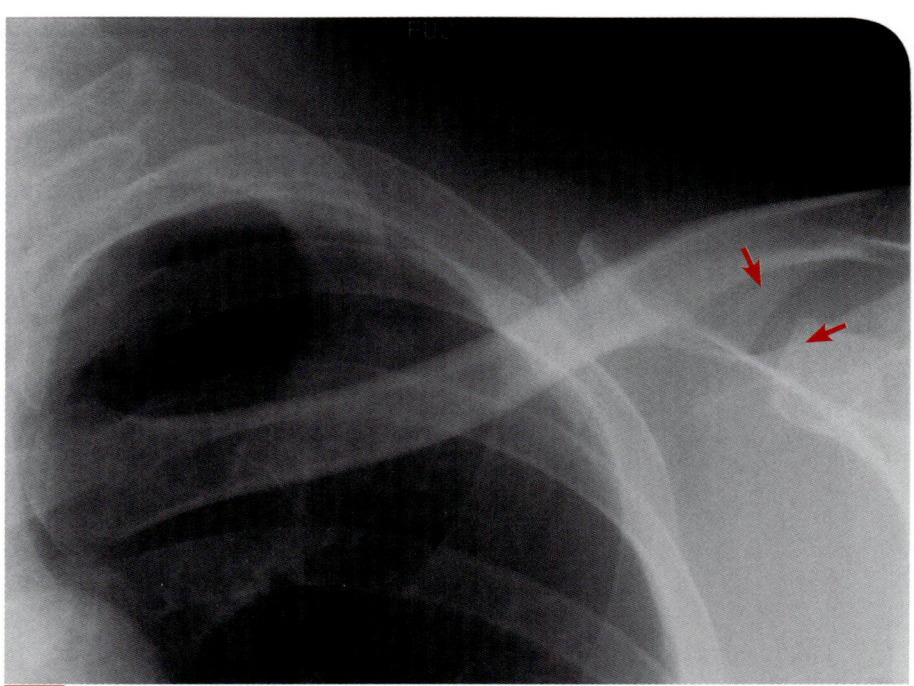

図 拡大像：烏口鎖骨関節

▍烏口突起と鎖骨間に関節形成がみられる（図：矢印）．

理由 解剖学的バリエーションと考えられている（図）．アジア，特に中国南部に多く，ヨーロッパやアフリカで少ない．

見間違い・見誤り 臨床症状や可動制限を示すことはない．しかし，退行性変成として骨棘形成や関節縁を越えた骨瘤形成（marginal lipping）を示すことが多い．この場合は骨腫瘍と見間違わない注意がいる．

確定診断・検査 特に必要としない．

19. 肋軟骨石灰化（女性型）
（ossification of rib cartilage）

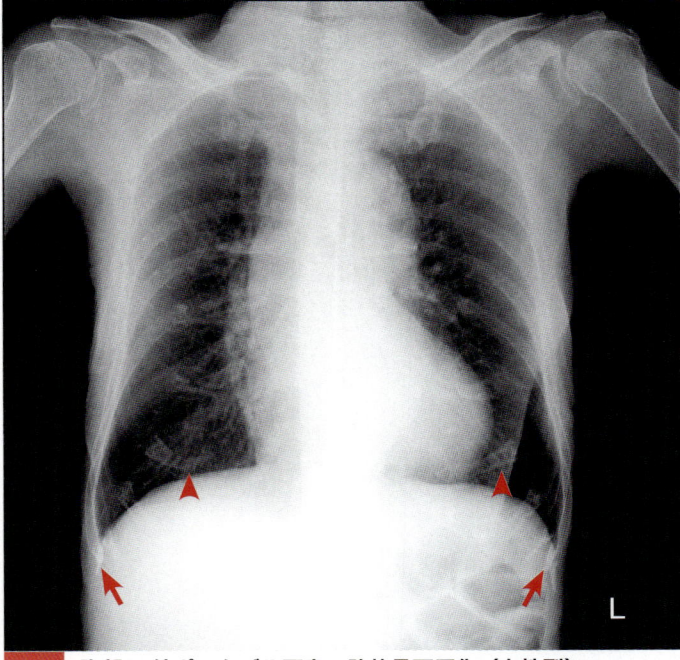

図1 胸部X線ポータブル写真：肋軟骨石灰化（女性型）

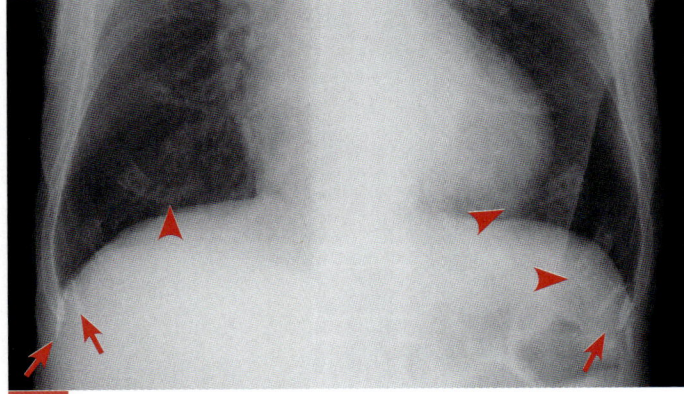

図2 下部拡大像：肋軟骨石灰化（女性型）
図1と同症例

40歳台女性の胸部X線ポータブル写真正面像で，下部肋軟骨の石灰化がみられる（図1，2）．下部肋骨では肋軟骨の中央部のみの石灰化がみられる（矢印）．やや上方の肋軟骨では，肋骨中央部の平行な石灰化が肋軟骨石灰化へと移行している（矢頭）．

理由 男性では肋軟骨の上下端で石灰化がみられ，連続する肋骨にも進展する（marginal石灰化）．女性では肋軟骨の中央部が充実性の舌状の石灰化を示したり，肋骨中央部の平行する2本の石灰化がみられる（central石灰化）．10歳から95歳までの1,000例の検討では，"marginal"石灰化は男性の70％と女性の11％にみられ，"central"石灰化は女性の76％と男性の12％にみられたと報告している．原因は不明だが，ホルモンの影響も一因と推察されている．

見間違い・見誤り 石灰化が胸部に重なれば肺野石灰化病変と，上腹部に重なると胆道系や尿路系の石灰化と見誤り得る．

確定診断・検査 必要ない．この石灰化のパターンを知ることで95％の症例で男女が区別可能といわれている．

第3章-1) 胸壁（胸骨・鎖骨・肋骨・肩甲骨・その他）

20. 第1肋骨形成不全：肋軟骨との癒合不全
（hypoplastic first rib : failure of first rib to join costal cartilage）

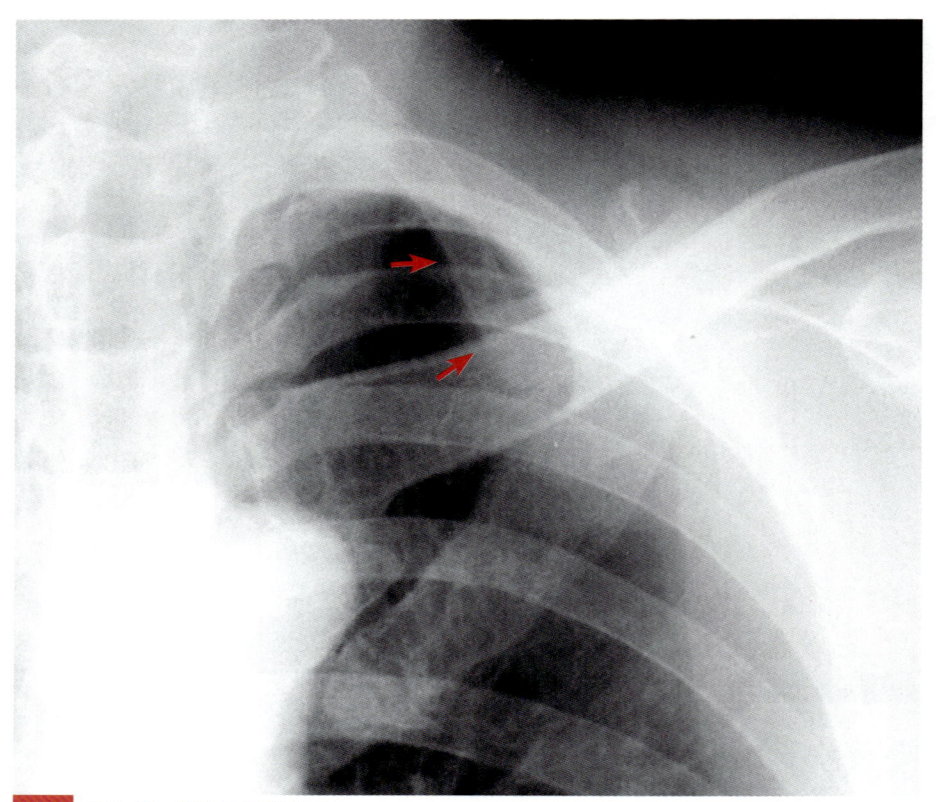

図 拡大像：第1肋骨形成不全

左肺尖部外側に胸膜外腔病変様の所見がみられる（図：矢印）．よく見ると胸骨間との肋軟骨形成のない左肋骨の形成不全であることがわかる．

理由 第1肋骨の左右非対称性の発達は比較的よくみられ，通常は一側が低形成となる．種々の程度の低形成が生じ得るが，大多数では6cm程度の長さの肋骨となり，胸骨間との肋軟骨や靭帯での結合を欠く．

見間違い・見誤り 低形成の程度や肋骨の位置により異なるが，胸腔内・外病変や異常石灰化と見誤り得る．

確定診断・検査 特に必要ない．**理由**の項目で述べたように低形成があり，かつ肋骨との不連続性があることを知っていることが大切である．

21. 第1肋骨の肋軟骨との癒合不全
(failure of first rib to join costal cartilage)

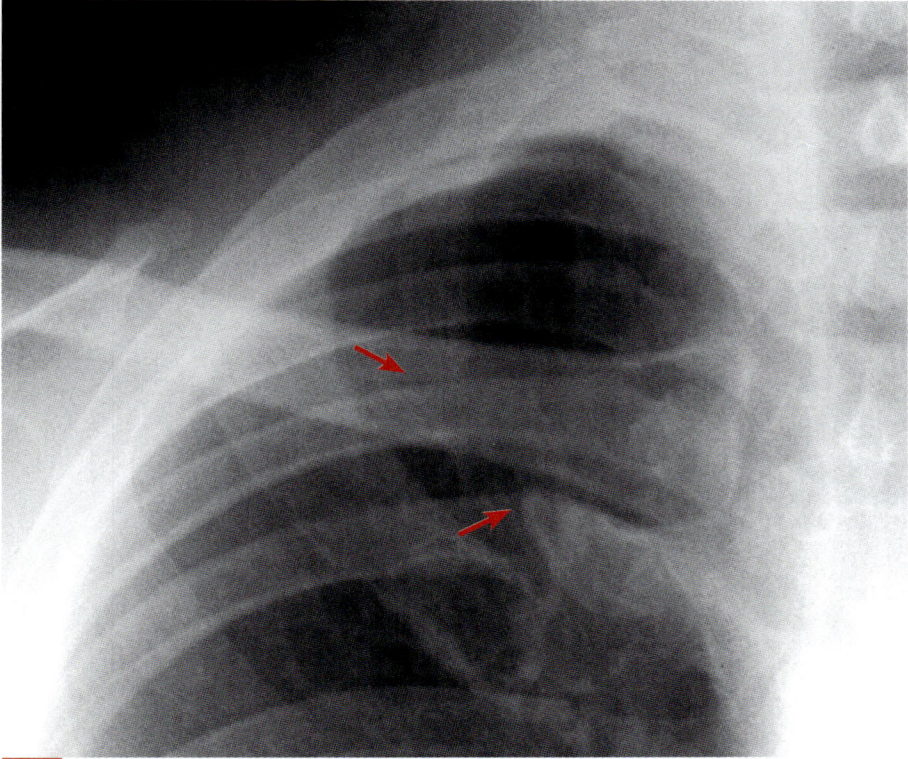

図 拡大像：第1肋骨の肋軟骨との癒合不全

右第1肋骨と肋軟骨との間が離解しており，右第1肋骨との融合不全であることがわかる（図：矢印）．

理由 第1肋骨と肋軟骨との間が離解しているため，図のような像となる．肋骨奇形は0.15〜0.31%の頻度とされており，それほどめずらしくはない．通常女性に多く，右側に多い．他の骨性胸隔奇形を合併することもある．

見間違い・見誤り 連続性のない肋骨が，胸骨異常や胸部の石灰化病変と見間違うことがある．

確定診断・検査 特に必要ない．

22. 右第3肋骨低形成
(hypoplastic right third rib)

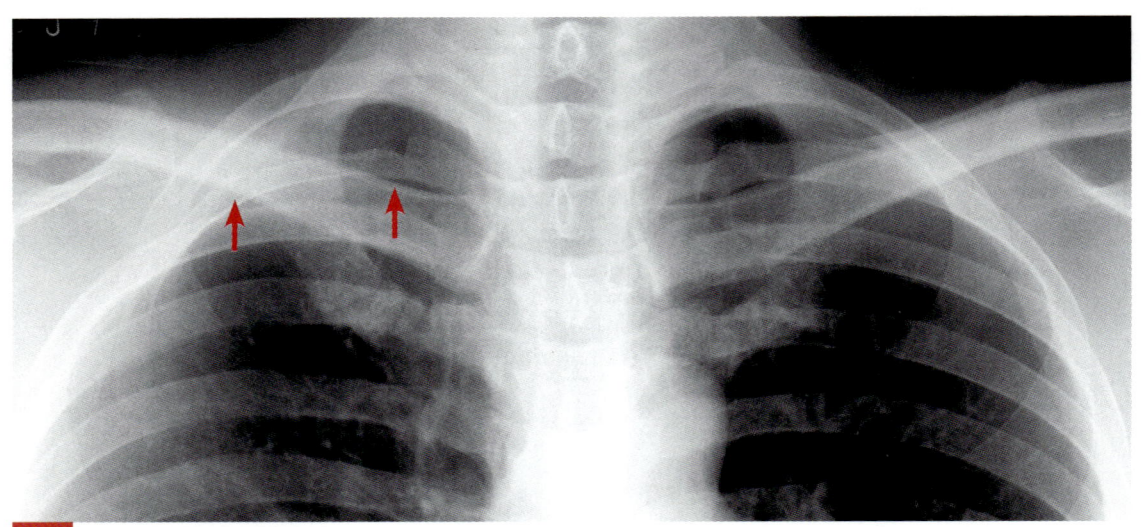

図 拡大像：右第3肋骨低形成

第3肋骨は左右非対称で，右側が低形成である（図1：矢印）．

理由 肋骨，肋軟骨のvariationや，anomalyがときどき生じ得る．低形成は第1肋骨で最も多いが，他部位でも生じ得る．

見間違い・見誤り 程度によるが，胸腔内病変や異常石灰化と見間違い得る．

確定診断・検査 知っていればよく，特に必要ない．

23. 肋骨奇形（癒着・分岐）
(rib anomaly)

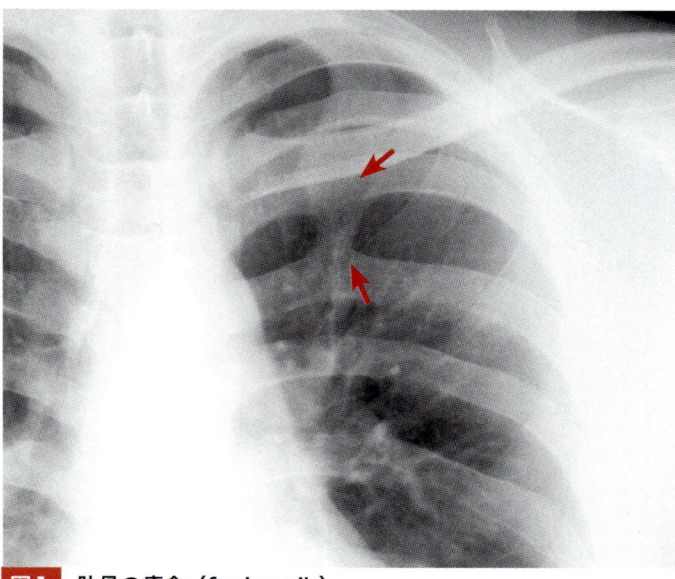

第3章-1）胸壁（胸骨・鎖骨・肋骨・肩甲骨・その他）

図1 肋骨の癒合（fusion rib）

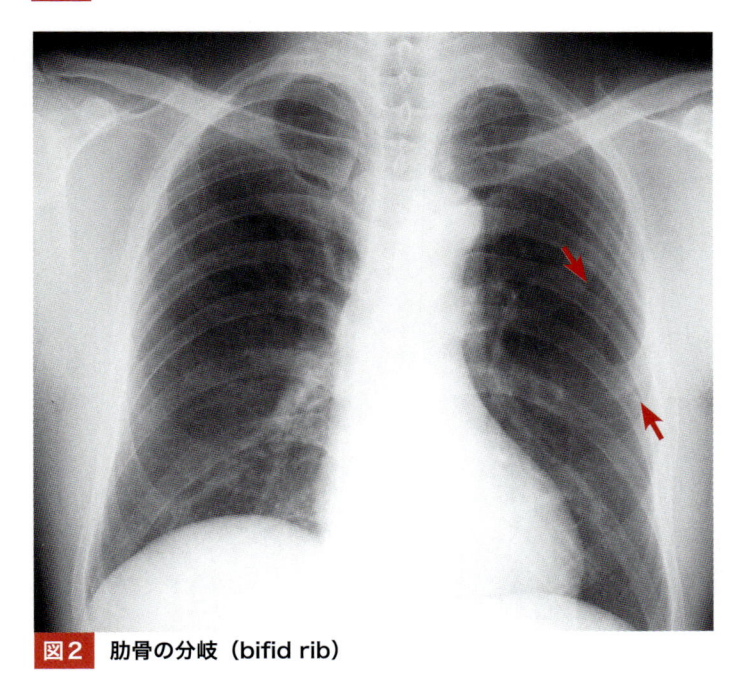

図2 肋骨の分岐（bifid rib）

左第5肋骨と第6肋骨間でのブリッジ形成（癒合）がみられる（fusion rib）（図1：矢印）．左第1肋骨と第2肋骨がフォーク状に分岐している（bifid rib）（図2：矢印）．

理由 肋骨奇形としての癒合や分岐は比較的よく見られる奇形で，臨床的意義もない．その存在を知っていれば問題もない．

見間違い・見誤り 存在部位によっては胸壁腫瘍や気胸と見間違いうる（図2：矢印）．

確定診断・検査 通常は必要としないが，複雑な症例では骨条件の3D-CTが有用である．

第3章 -1） 胸壁（胸骨・鎖骨・肋骨・肩甲骨・その他）

24. 肋骨奇形：橋形成と偽関節
（anomaly with bridging and pseudarthrosis posteriorly）

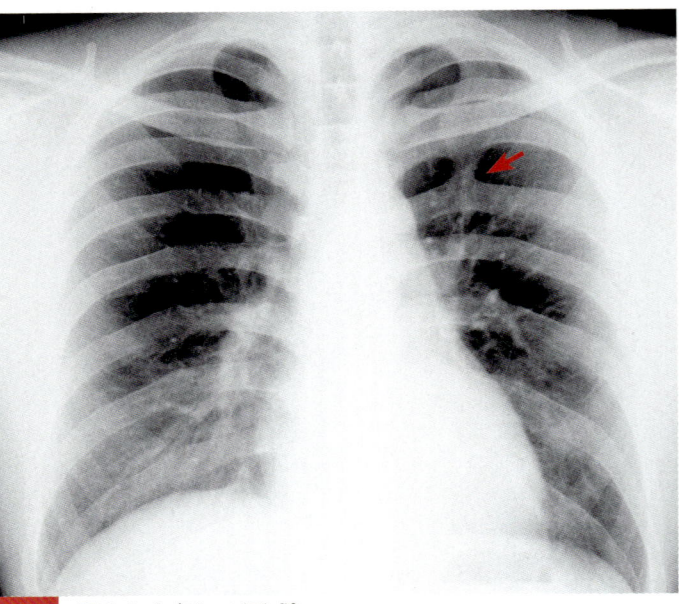

図1 橋形成（ブリッジ形成）

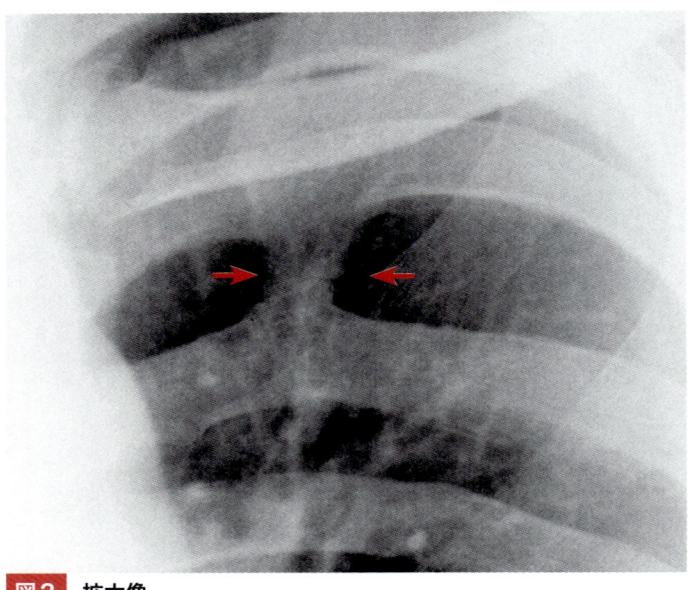

図2 拡大像
図1と同症例

左第5と第6肋骨後面間に橋形成がみられる（図1：矢印）．肋骨と平行に橋内に線状の透亮像がみられ，偽関節である（図2：矢印）．

理由 肋骨の前面，または後面に橋形成がみられる．時に偽関節形成として，肋骨に並走する線状の透亮帯がみられる．

見間違い・見誤り ときに肺野病変と見間違う．石灰化や骨化が目立つと，進行性化骨性筋炎と見間違い得る．

確定診断・検査 知っていれば，特に必要としない．

第3章-2) 胸椎

◆ はじめに

　胸椎（図）は，胸部X線写真上，正中を上下方向に走行する"支柱"である．側面像ではなだらかに後弯している．ときに胸椎の正常構造が肺内および縦隔病変とまぎらわしいことがある．ここでは，横突起（肋骨と関節を形成）の正常症例を呈示した（本項1）．また胸椎は，加齢もしくは病的状態により，側弯症，後弯症を呈したり，靱帯付着部に骨沈着が生じる（本項2，3，4）．

　また胸椎は隣接する胸椎間，肋骨間に関節を形成し，胸郭の一部を形成する．このとき肋骨間関節形成などの正常変異を生じることがある（本項5）．また日常臨床で，胸椎の溶骨性変化（"異常に黒い"状態）もしくは造骨性変化（"異常に白い"状態）に遭遇することがある．ここでは，病的状態としてまれなGorham症候群の症例および癌転移例（本項6）を呈示した．

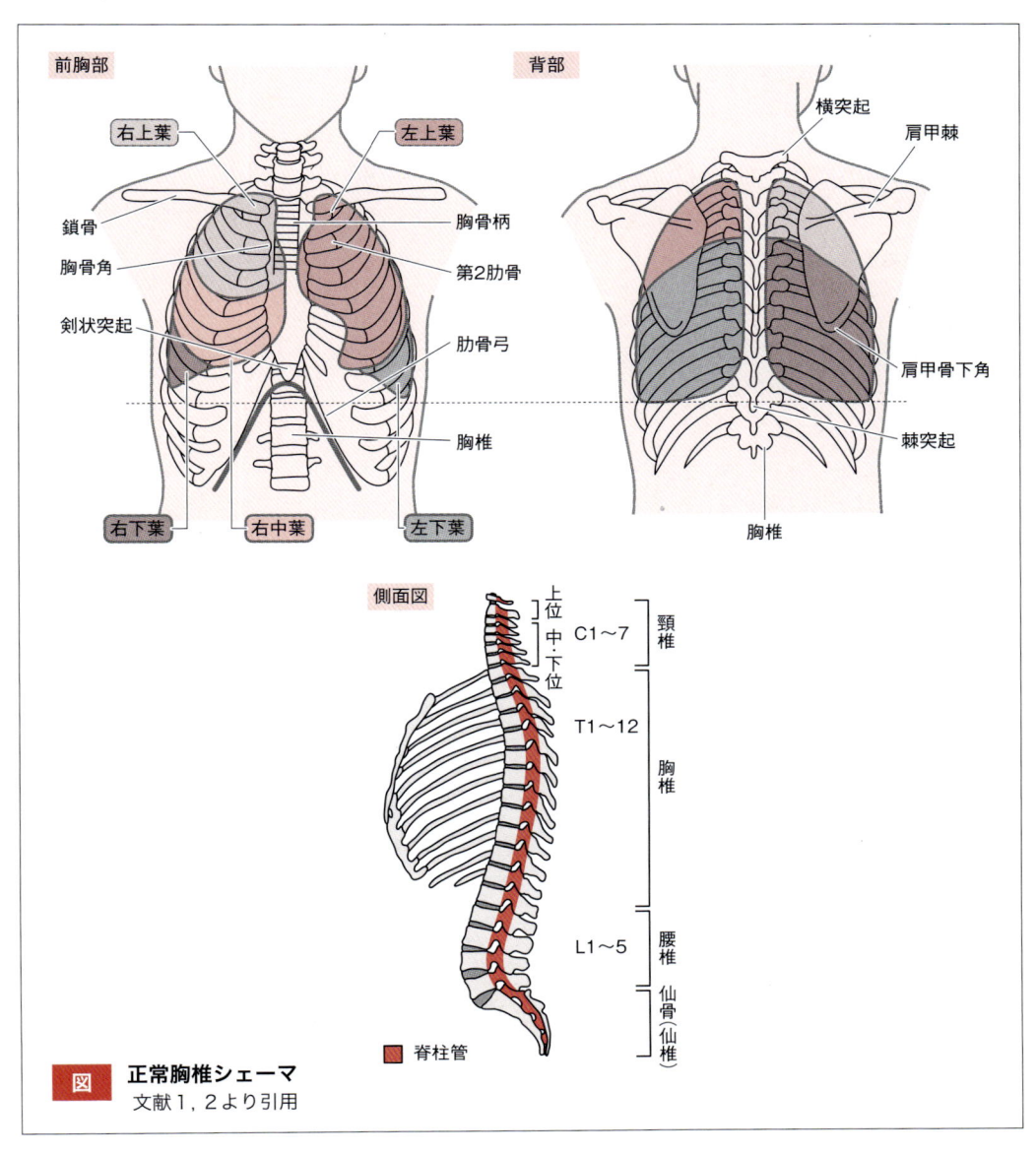

図　正常胸椎シェーマ
文献1，2より引用

第3章 -2) 胸椎

1. 胸椎横突起
（transverse process of thoracic vertebra）

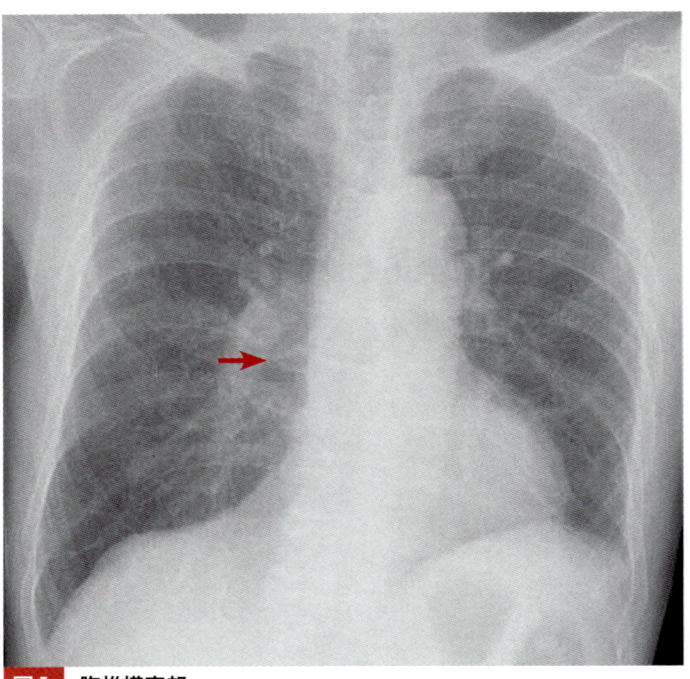

図1 胸椎横突起
70歳台，男性

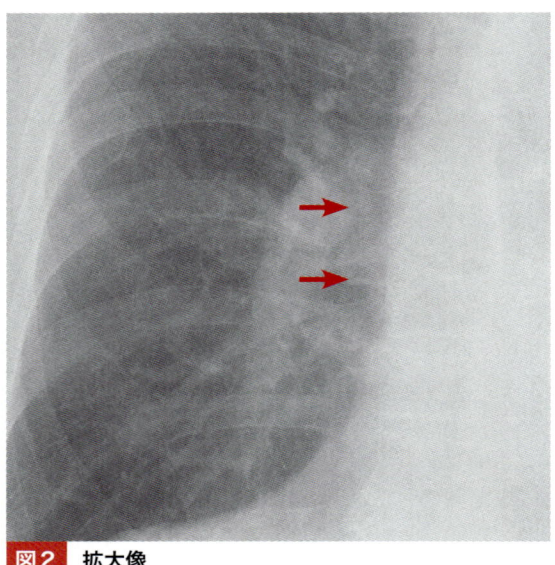

図2 拡大像
図1と同症例

胸部単純写真上（図1），胸椎椎体右縁に突出様の構造（図1：矢印）がある．拡大像（図2）で横突起（図2：矢印）と胸椎各構造との位置関係がわかる．

理由 胸椎横突起が，右肺野縦隔側に結節様の陰影としてみえることがある．胸椎の解剖学的構造を理解してれば問題になることは少ないが，初心者にとっては意外と"曲者"である．

見間違い・見誤り 肺内および縦隔病変との鑑別が必要になることがある．

2. 側弯症 ①軽度, ②高度
（scoliosis）

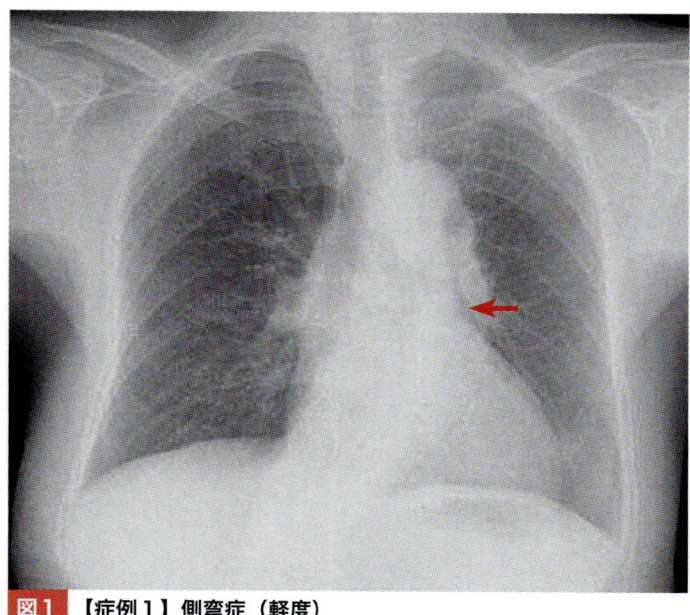

図1 【症例1】側弯症（軽度）
70歳台, 女性

図2 【症例2】側弯症（高度）
70歳台, 女性

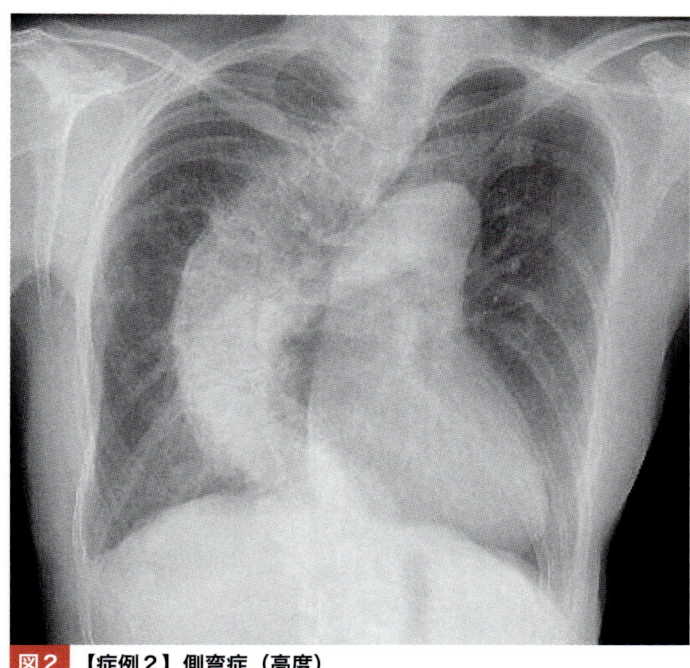

図1は軽度の側弯症症例, 図2は高度の側弯症症例である. 胸部単純正面写真上胸椎の配列（アラインメント）を最も客観的に評価できるのは棘突起を結ぶ線の直線性である. 側弯症では弯曲している.

確定診断・検査 側弯症は, ①先天性（神経線維腫症など）, ②麻痺性, ③特発性に分類される. その中で特発性は約80％を占め最多である. 側弯症の程度は, 生活に支障が生じない範囲から病的範囲までさまざまである.

参考文献 3), 4)

3. 後弯症 (kyphosis)

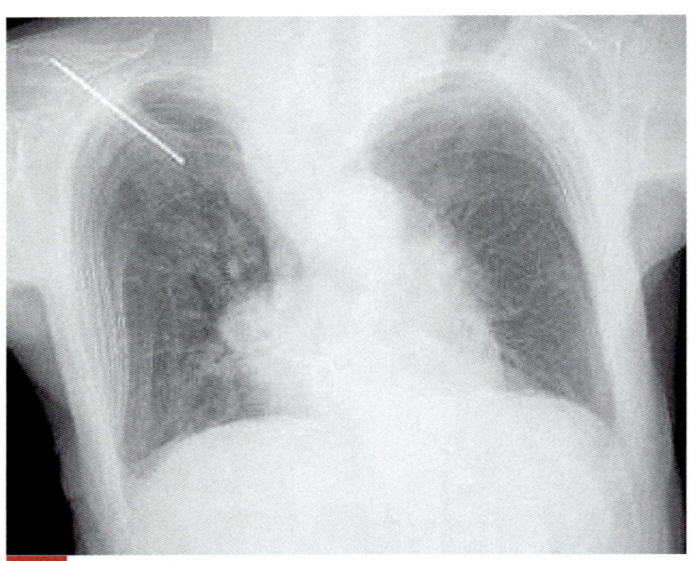

図1 後弯症（高度）
90歳台，女性

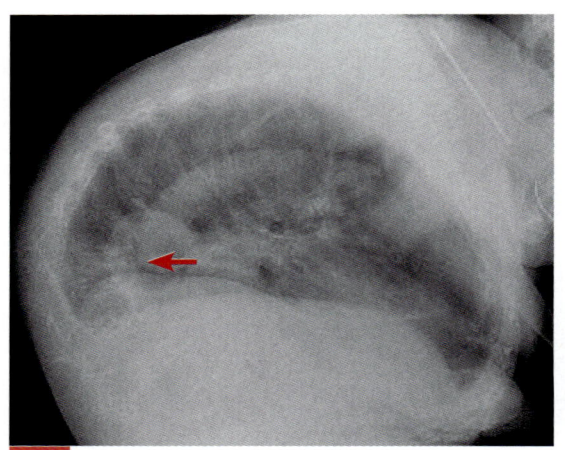

図2 後弯症（高度）
図1と同症例

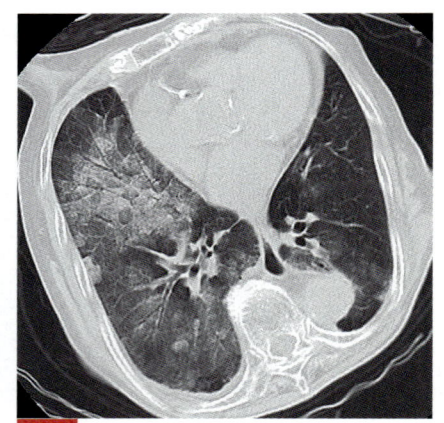

図3 CT：後弯症（高度）
図1と同症例

著明な後弯症の症例である．図1，2において，胸郭は頭尾方向に短縮し，前後方向に延長している．この症例は，不明熱で受診したが，CT（図3）で右側横隔膜直上の肺炎が認められた．胸部X線写真での指摘はきわめて困難である．

理由 後弯症の診断には側面像が必須である．胸椎の生理的弯曲（頭側から尾側にかけてなだらかに後弯する）が増強し，高度に後弯する．

見間違い・見誤り 一昔前まで町中でよくみかけた"腰の曲がったおばあちゃん"が，この状態に相当する．臨床的に問題となることはほとんどないが，本症例のように，疾患がマスクされ，時に重篤な合併症に発展することがあるので注意が必要である．

参考文献 3），4），5）

第3章 -2) 胸椎

4. 胸椎骨棘形成 ①加齢に伴う変化，②全身性特発性骨肥厚症（DISH）(osteophyte of thoracic vertebra)

図1【症例1】胸椎骨棘形成
60歳台，男性

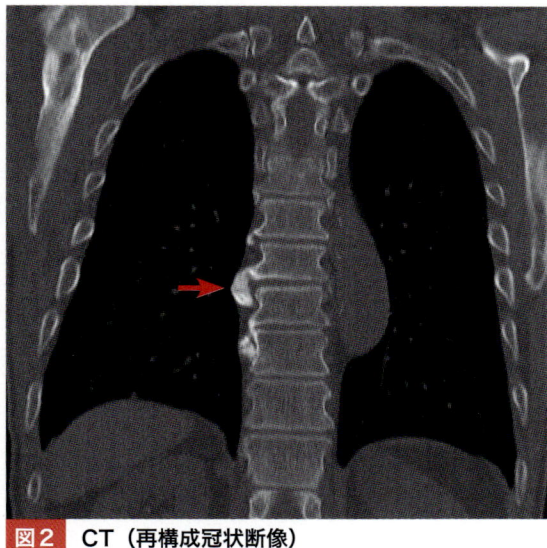

図2 CT（再構成冠状断像）
図1と同症例

症例1は，普段の診療でよく目にする胸椎左縁を中心とする加齢に伴う骨棘の形成である．図1において，椎体左縁に突出像（図1：矢印）がある．CT（再構成冠状断像）（図2：矢印）では骨棘と周囲構造との位置関係が明瞭である．

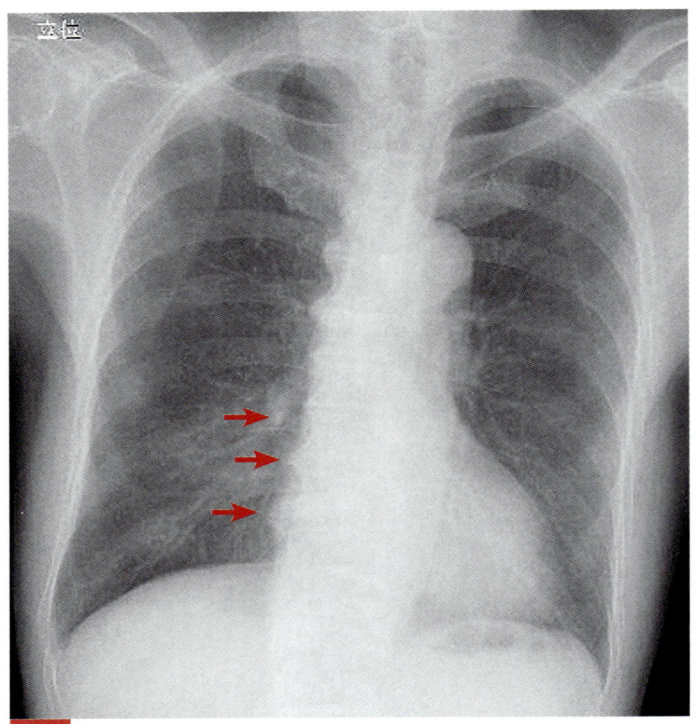

図3 【症例2】DISH
70歳台，男性

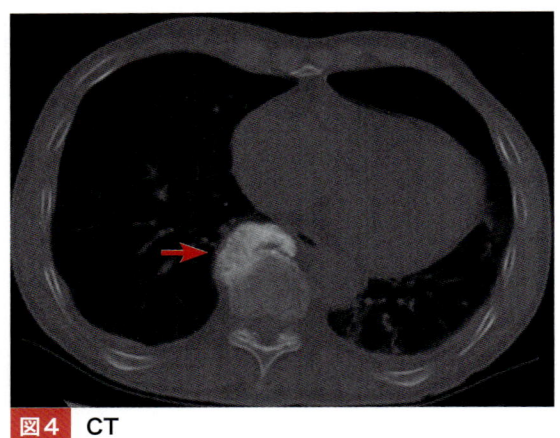

図4 CT
図3と同症例

症例2は，DISHの症例である．胸部X線写真上（図3），胸椎中部，椎体間右側から外方に突出する陰影（図3：矢印）がある．CT（図4：矢印）では，椎体前右側の骨沈着が著明である．

理由 加齢に伴い身体のあらゆる靭帯付着部に骨沈着が起こってくるために骨棘が形成される．DISH（diffuse idiopathic skeletal hyperostosis）は，脊椎前面を中心に4椎体以上に骨沈着が起こった状態で，いわゆる"骨棘"の程度が増強して，何らかの病的状態に至ったものである．後縦靭帯骨化症の合併が多く，脊柱管狭窄症を伴うことがある．

見間違い・見誤り 胸椎から発生した骨軟骨腫，類骨骨腫，骨芽細胞腫，骨肉腫などの骨腫瘍が鑑別の対象になる．

確定診断・検査 一般に骨腫瘍では経時的に増大し悪性骨腫瘍では骨破壊は変化を伴う．

参考文献 6）

第3章 -2) 胸椎

5. 肋骨間関節形成 (articulation between two ribs)

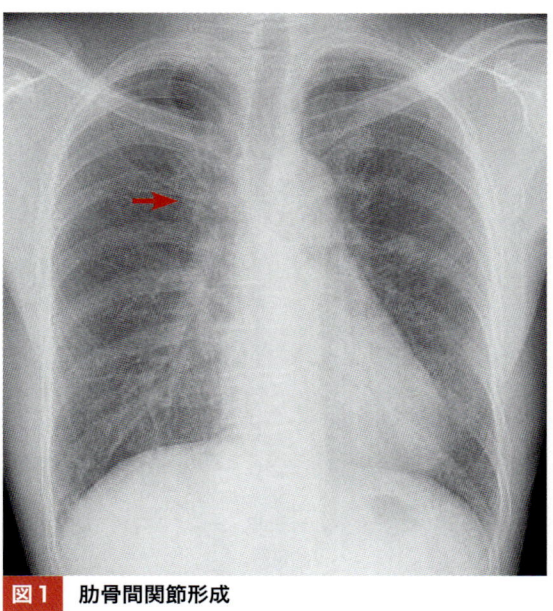

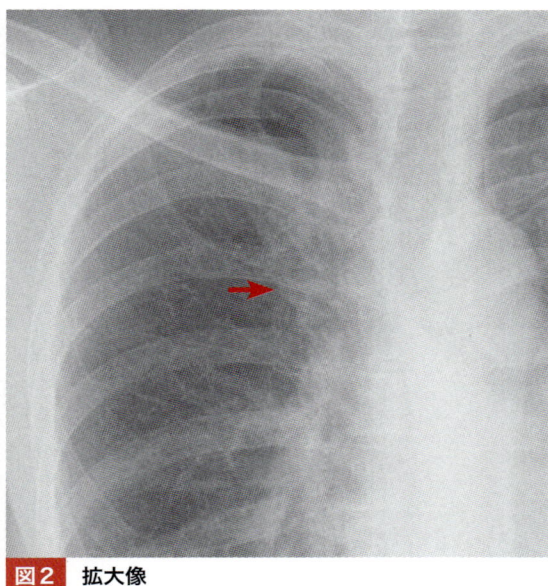

図1 肋骨間関節形成
50歳台，男性

図2 拡大像
図1と同症例

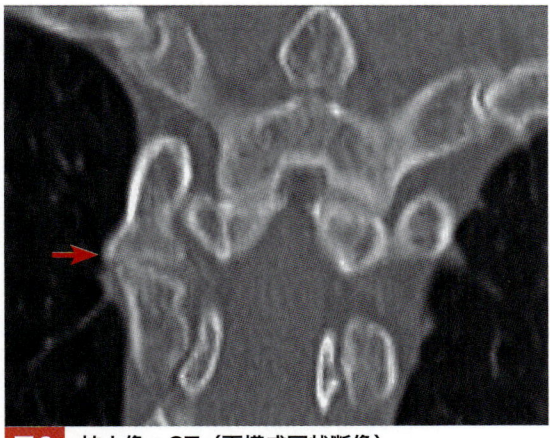

図3 拡大像：CT（再構成冠状断像）
図1と同症例

比較的まれな肋骨間関節形成の症例である．胸部X線写真（図1）および拡大像（図2）では，上部胸椎右側から外方に突出する構造（図2：矢印）がみられる．CT（再構成冠状断像）（図3）では，隣接する上下肋骨間の偽関節形成（図3：矢印）による陰影であることがわかる．

見間違い・見誤り 胸椎横突起，骨棘形成，胸椎から生じた骨軟骨腫および肺内病変などが鑑別の対象となる．

鑑別のポイント 胸部X線写真のみでの鑑別は困難である．CT（可能であれば再構成冠状断象）から上下肋骨と病変との関係を評価する．

参考文献 7），8）

第3章 -2) 胸椎

6. Gorham 症候群 (Gorham's disease) 〔大量骨融解症 (massive osteolysis)〕

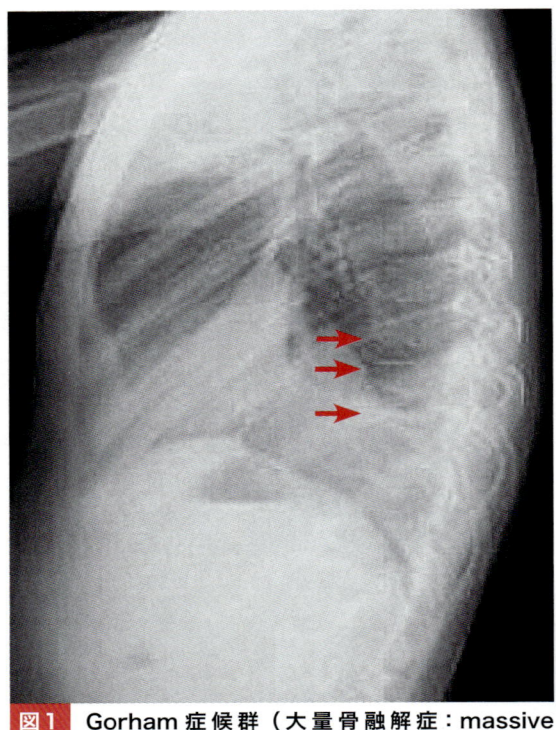

図1 Gorham 症候群（大量骨融解症：massive osteolysis）
7歳, 男児

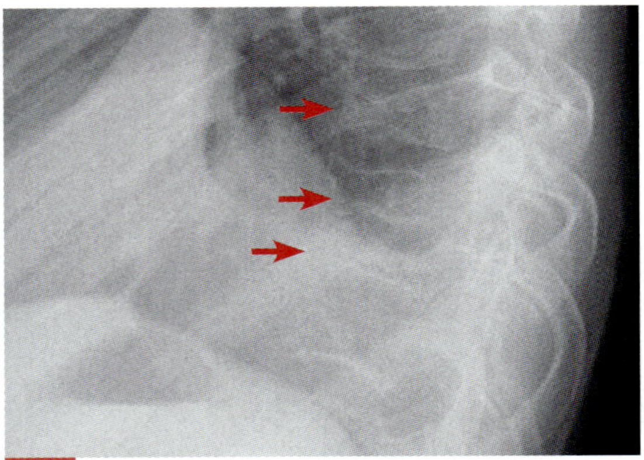

図2 側面拡大像
図1と同症例

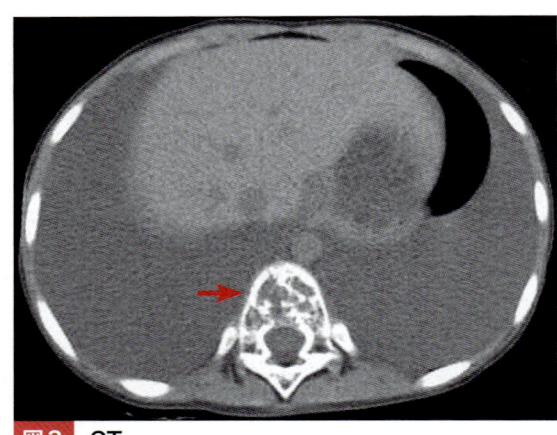

図3 CT
図1と同症例

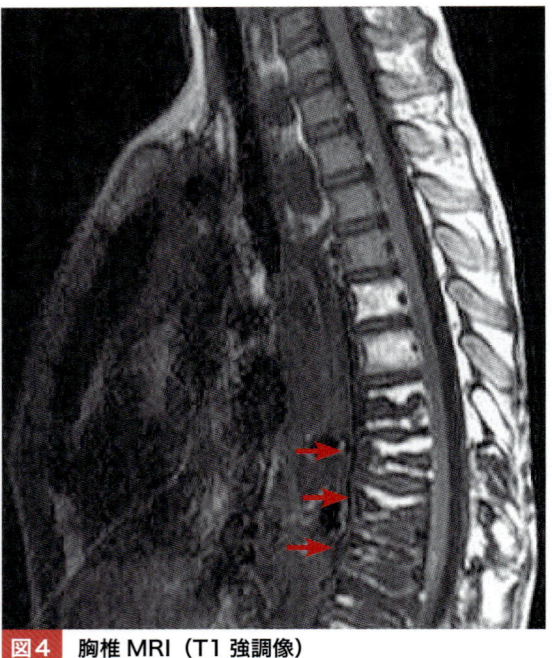

図4 胸椎 MRI（T1 強調像）
図1と同症例

本症例は, Gorham 症候群の7歳男児である. 原因不明の骨融解を主徴とする奇病である. 側面像（図1, 2）では, 胸椎が扁平化（図1：矢印, 図2：矢印）し, CT（図3）で胸椎が虫食い状に溶解し（図3：矢印）, 胸椎 MRI（図4）で, 下部胸椎が多発性に扁平化（図4：矢印）しているのがわかる.

理由 日常臨床で, 胸椎の溶骨性変化もしくは造骨性変化にはよく遭遇する. ほとんどの症例が, 既存の癌による溶骨性骨転移および造骨性骨転移である. しかし, 本症例のようなまれな疾患も存在する.

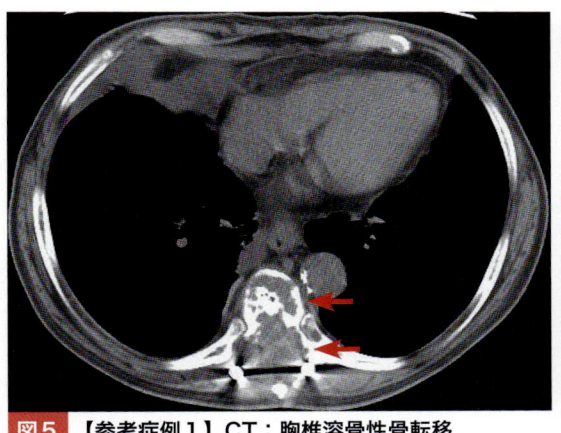

図5 【参考症例1】CT：胸椎溶骨性骨転移
70歳台，男性

図6 【参考症例2】胸椎造骨性骨転移
40歳台，女性

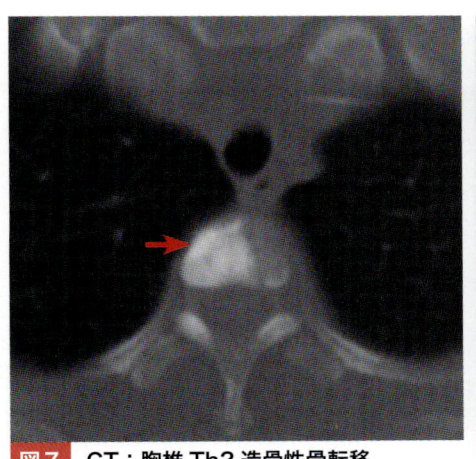

図7 CT：胸椎Th2造骨性骨転移
図6と同症例

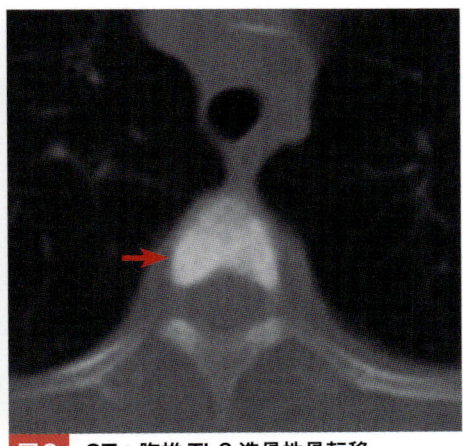

図8 CT：胸椎Th3造骨性骨転移
図6と同症例

見間違い・見誤り **胸椎溶骨性疾患**：溶骨性骨転移，悪性血液疾患による骨浸潤（特に多発性骨髄腫およびリンパ腫），ランゲルハンス細胞組織球症，原発性骨腫瘍，高度の骨粗鬆症などが鑑別疾患の対象になる．**参考症例1**は腎臓癌の胸椎溶骨性転移症例（胸椎固定術後）である．CT（図5）で，下部胸椎を中心に広範な溶骨性骨転移再発巣が確認できる（図5：矢印）．

胸椎造骨性疾患：造骨性骨転移，悪性血液疾患による骨浸潤（特にリンパ腫），原発性骨腫瘍，変形性胸椎症に伴う反応性過骨化，大理石骨病などが鑑別疾患の対象になる．**参考症例2**は乳癌術後の全身骨の造骨性骨転移の症例である．胸部X線写真（図6）では，第2，第3胸椎の濃度が全体に上昇（図6：矢印）している．いわゆる"大理石様椎体（ivory vertebra）"である．CTで，第2胸椎（図7）と第3胸椎（図8）の造骨性変化が明らかである（図7, 8：矢印）．

参考文献 9）

参考文献

1) 「ビジュアル実践 リハ呼吸・心臓リハビリテーション」（居村茂幸 監，高橋哲也，間瀬敦史 編著），羊土社，2009
2) 「カラー写真でみる！骨折・脱臼・捻挫」（内田淳正，加藤公 編），羊土社，2005
3) Fraser RS, et al.："Abnormalities of the thoracic spine, Chapter 78, The chest wall" Diagnosis of diseases of the chest, 4th ed.：pp.3020-3022, Saunders, 1999
4) Al-kattan K, et al.：Kyphoscoliosis and bronchial torsion. Chest, 111：1134-1137, 1997
5) Lee JY：Images in clinical medicine. Severe kyphosis. NEJM, 358（24）：e25, 2008
6) Resnick D：Association of diffuse idiopathic skeletal hyperostosis and calcification and ossification of posterior longitudinal ligament. Am J Roentgenol, 131：1049-1053, 1978
7) 橋村伸二，金澤右：Case of the month, 肋骨間関節形成（Articulation between two ribs）. 画像診断, 26：1552-1554, 2006
8) "Atlas of normal roentgen variants that may simulate disease, 8th ed. Mosby Year Books"（Keats TE, et al.），Mosby, 2006
9) Silverman IE & Flynn JA：Images in Clinical Medicine. Ivory Vertebra. NEJM, 338：100, 1998

第3章-3）胸壁（軟部組織）／第3章-4）皮膚・その他

◆ はじめに

　　胸壁は図に示すように，最外側の皮膚とその直下の脂肪織および，骨性胸郭支持組織として筋，筋膜，筋鞘からなる．

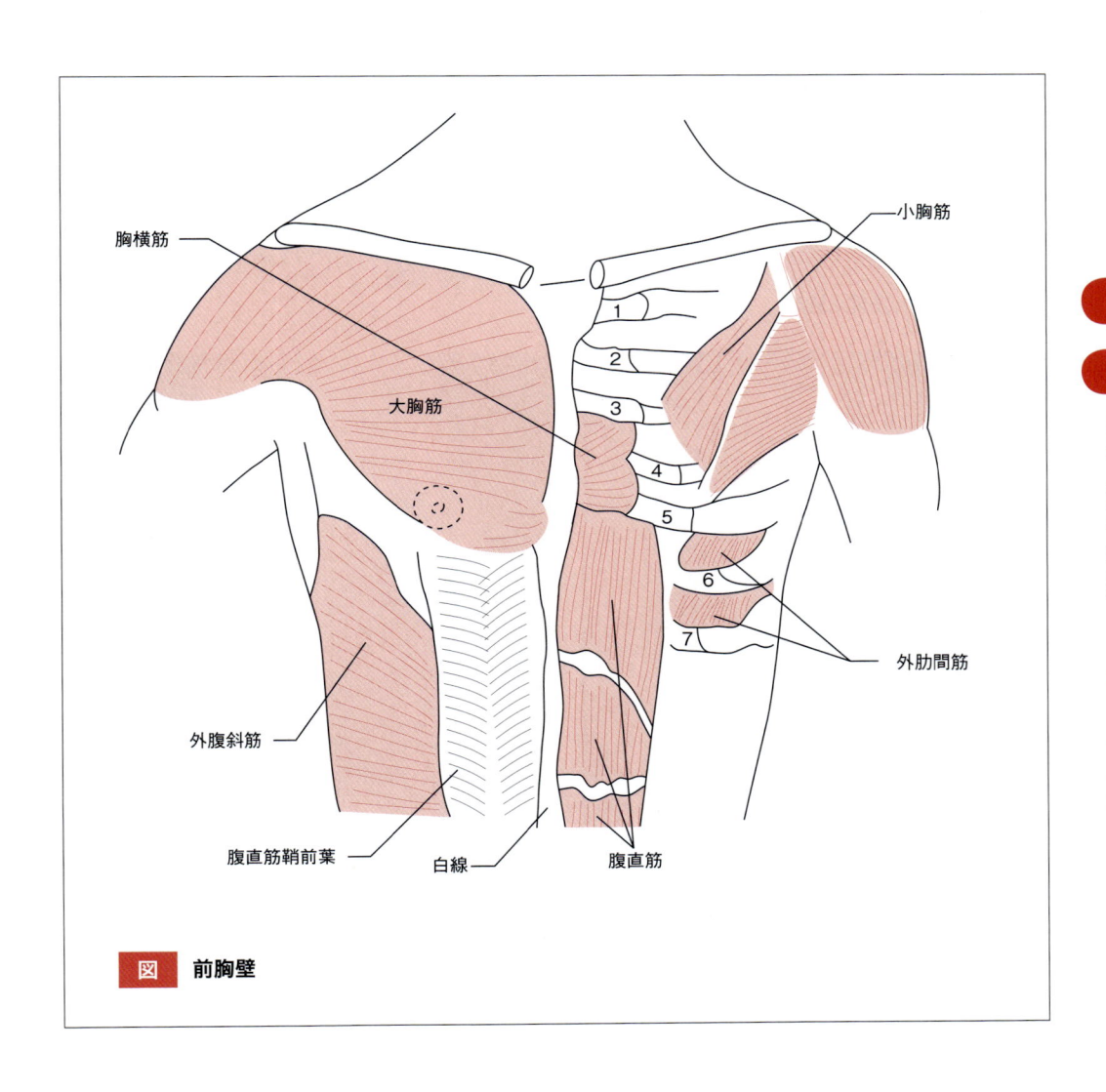

図　前胸壁

第3章-3) 胸壁（軟部組織）

1. 正常大胸筋（発達例）
(normal major pectoral muscle)

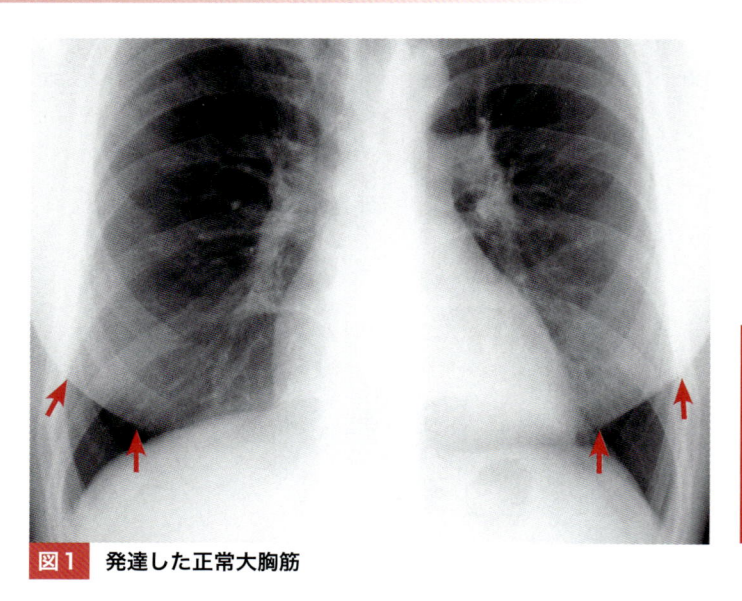

図1 発達した正常大胸筋

元ニュージーランドのオールブラックス選手の両下肺野において明瞭な陰影が認められる（図1：矢印）。これは非常によく発達した正常大胸筋である。日本代表の女性アスリートにおいても，やはり両肺野に明瞭な陰影を示す（図2：矢印）。側面像では乳房ではなく，発達した大胸筋であることがわかる（図3：矢印）。

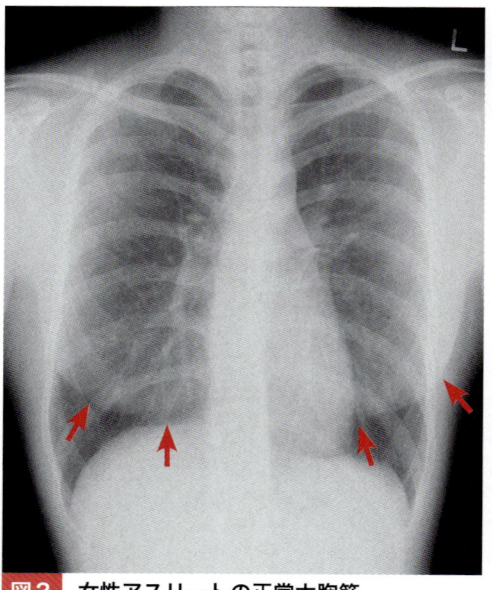

図2 女性アスリートの正常大胸筋

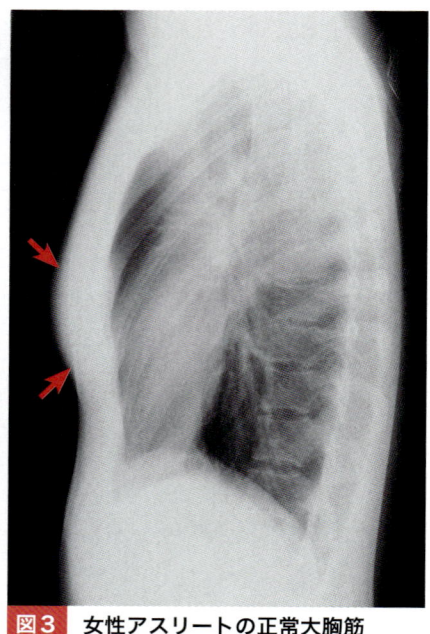

図3 女性アスリートの正常大胸筋
図2と同症例

理由 通常でも正常大胸筋は腋窩から始まり，下方内側にかけての曲線として肋骨胸郭に至るのが同定できる。

特に男性のよく発達した大胸筋はその下縁が前腋窩から両肺野の中央部を斜走下行するのがよく見える。女性では大胸筋下縁は乳房によって不明瞭となるが，やはりよく発達した大胸筋下縁は男性と同様の陰影を示し得る。

見間違い・見誤り 肺野下方の透過性が相対的に良好となるので，気腫性変化と類似する。また肺野病変と誤らないよう注意が必要となる。

確定診断・検査 正常大胸筋下縁の走行を知っていれば問題はない。

第3章 -3) 胸壁（軟部組織）

2. 腋窩リンパ節石灰化
(calcification of axillary lymphnodus)

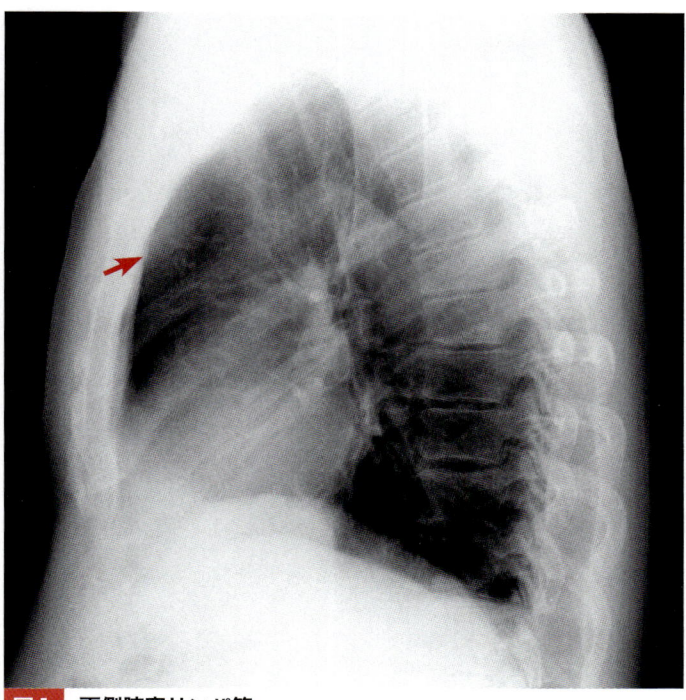

図1 両側腋窩リンパ節

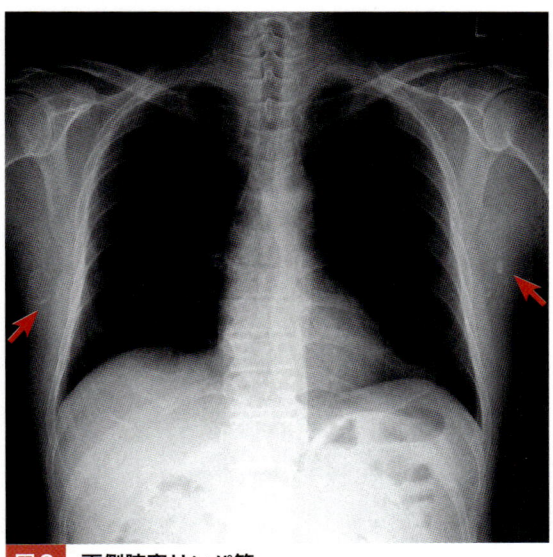

図2 両側腋窩リンパ節
図1と同症例

側面像で肺野結節影が疑われる（図1：矢印）．正面像では両側腋窩リンパ節の石灰化がみられ，側面像でみられた結節の原因とわかる（図2：矢印）．

理由 側面像は両上肢挙上にて撮影されるため，石灰化した腋窩リンパ節は，正面像よりはやや高く前方に位置するため，リンパ節石灰化と気づかないことがある．

見間違い・見誤り 石灰化が軽微だと肺野結節と，石灰化が著明だと肺野石灰化病変と見間違う．

確定診断・検査 通常必要ないが，石灰化が軽微のときはCTが有用となる．

第3章 -3) 胸壁（軟部組織）

3. 肋骨随伴陰影 (companion shadow of rib)

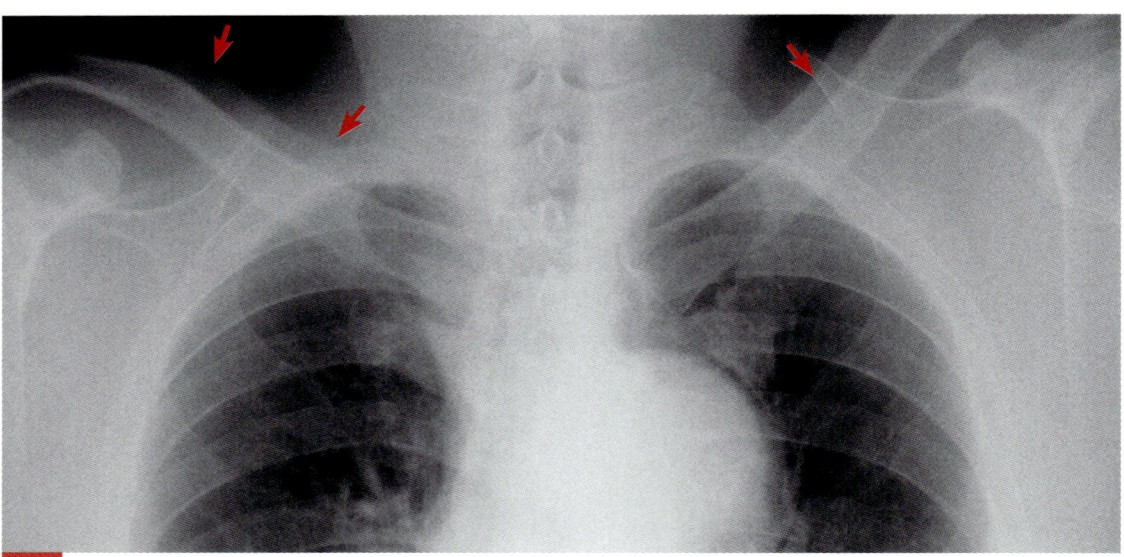

図 拡大像：肋骨随伴

両鎖骨上縁にほぼ平行な陰影がみられ，肋骨随伴陰影である（図：矢印）．

理由 やせた体格や，高齢者で鎖骨上窩の凹みが大きいと鎖骨上縁に沿った軟部組織の辺縁が陰影となる．

見間違い・見誤り 不正確な体位で撮影されたりすると，片側だけにみられ，異常軟部陰影や鎖骨異常と見間違い得る．

確定診断・検査 知っていれば，通常問題ない．

4. 乳頭陰影 (nipple shadow)

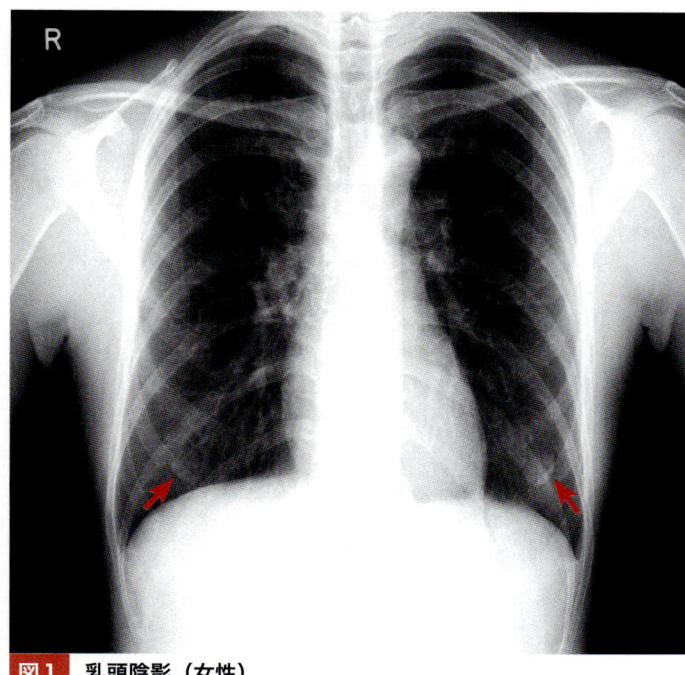

図1 乳頭陰影（女性）

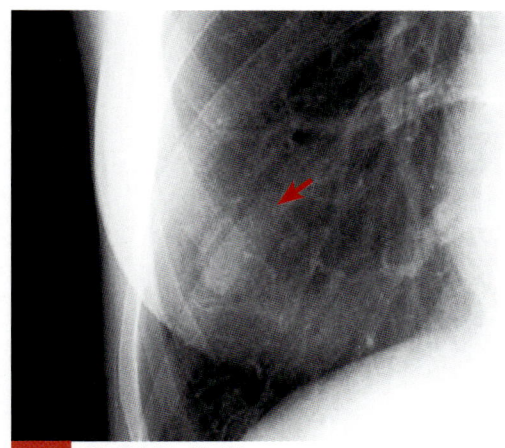

図2 乳頭陰影（女性）

両側下肺野に小結節影を認める（図1：矢印）．ほぼ左右対称性であり，位置等からも乳頭陰影が疑われる．

理由 乳頭の大きさや形態は個人差が大きいが，胸部X線写真で陰影を示す充分な大きさになり得る．

見間違い・見誤り 前述したように乳頭陰影は個人差が大きく，撮影装置前面への密着度の相違によっても，必ずしも左右対称とはならない．肺内結節（転移巣等）ときわめて紛らわしくなる．男性でもときに見られるので注意が必要となる．

確定診断・検査 側面像での大きさや形態がある程度参考となる．ただ側面像では両上肢挙上での撮影となるため，正面像より若干高い位置となり得るので注意がいる．典型的な乳頭陰影は，下縁で明瞭となり，上方内側で不明瞭となり（fading margin），特徴的である（図2：矢印）．

第3章 -3) 胸壁（軟部組織）

5. 充填胸郭形成術 (plombage thoracoplasty)

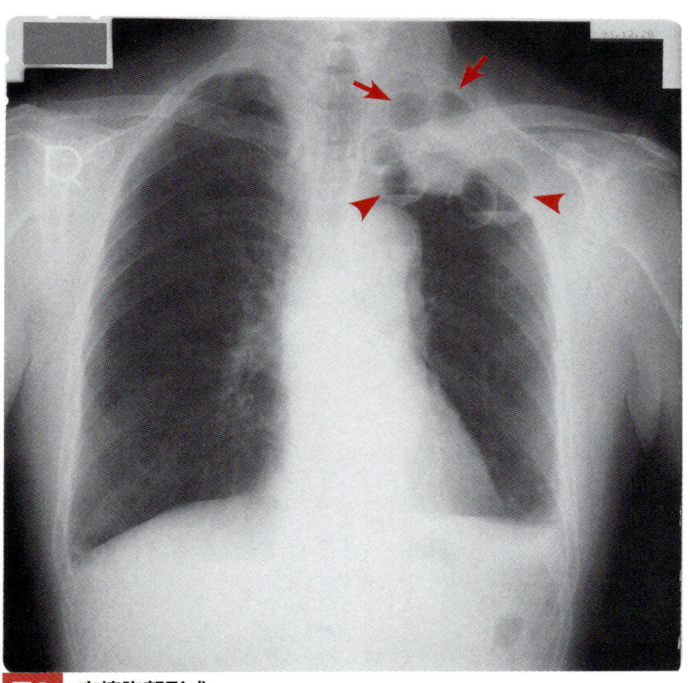

図1 充填胸郭形成

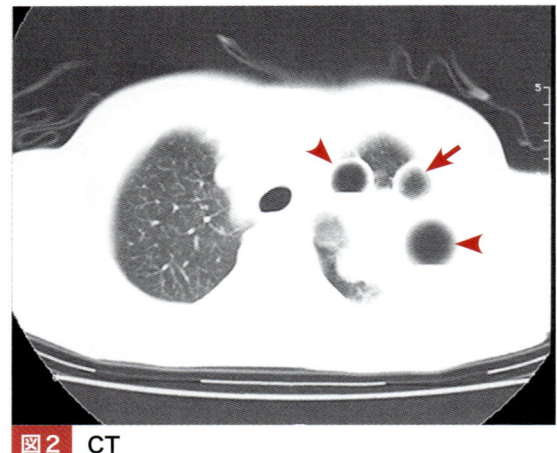

図2 CT
図1と同症例

左肺尖部に胸膜肥厚がみられ，多発性の球形空洞がみられる（図1：矢印）．一部では内部に液面形成（air fluid level）を伴っている（図1：矢頭）．充填胸郭形成術（plombage thoracoplasty）後の変化である．

理由 過去に行われた肺結核の外科的治療の1つである．病巣部の胸壁と壁側胸膜の間にアクリル樹脂の球を複数挿入し，肺を虚脱される治療法である．根治術とはなり得ず，アクリル樹脂が破裂したり，内部が感染し感染源となる合併症が多く，現在では施行されない．

見間違い・見誤り 空洞性病変と見誤らない注意がいる．内部が液で充満すれば，結節や腫瘍と見間違い得る．

確定診断・検査 知っていれば通常必要ない．感染の合併や結核の再燃が疑われたときはCTが有用である（図2：矢印）．内部に液面形成がみられれば，感染の合併も疑われる（図1，2：矢頭）．

第3章 -3) 胸壁（軟部組織）

6. 乳房術後変化
（chest wall gas collection after mammectomy）

図1 乳房術後変化

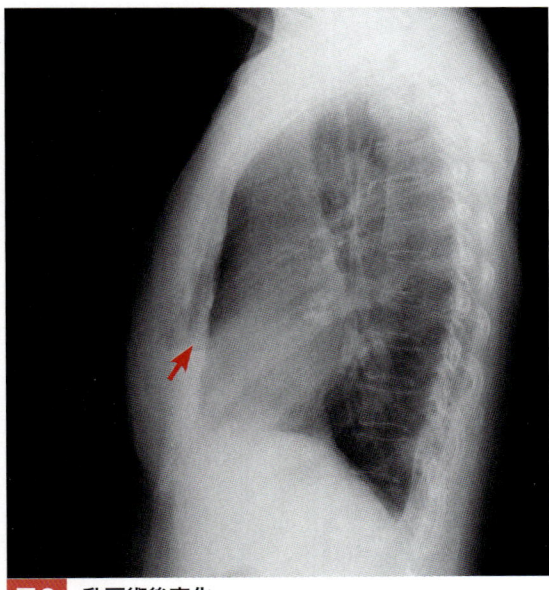

図2 乳房術後変化
図1と同症例

左前胸壁内に含気がみられる（図1, 2：矢印）. 既往歴に左乳癌手術があり，術後の胸壁内の含気である.

理由 乳癌術後のある時期に胸壁内に含気が認められることがある．経過観察中に縮小消失し，特に問題とはならない．

見間違い・見誤り 胸隔外に連続してみられれば胸壁内の含気とわかる．胸隔内に一致すると，気胸や膿胸，時に空洞性病変と見間違い得る．

確定診断・検査 通常必要としないが，CTが有用なこともあり得る．

第3章　胸壁・胸椎・皮膚・その他

第3章 -3) 胸壁（軟部組織）

7. 乳房充填術，人工乳房術 (prosthetic mammary implants)

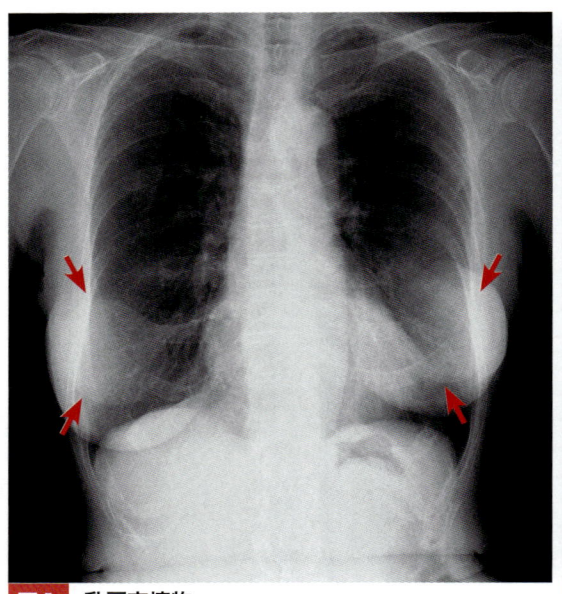

図1 乳房充填物

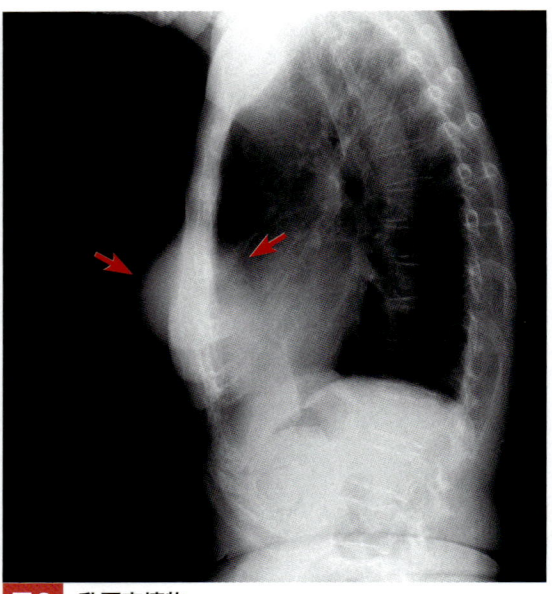

図2 乳房充填物
図1と同症例

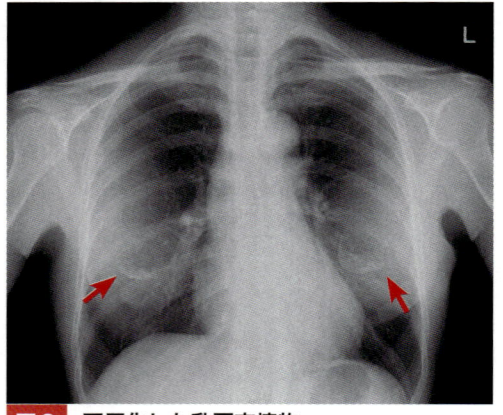

図3 石灰化した乳房充填物

両側人工乳房術でみられる充填物が，肺野病変と見間違えられる（**図1**：矢印）．側面像では"dense small breasts"と同様，前縦隔に重なった陰影が前縦隔腫瘤様に見え，"anterior mediastinal pseudotumor"ともよばれる（**図2**：矢印）．充填物が石灰化すると，空洞性病変や石灰化病変類似所見となる（**図3**：矢印）．

理由 美容上の観点としての豊胸術（80％），または乳房切除後の再建（20％）として人工乳房術が本邦で施行されるようになって50年以上が経つ．初期はシリコンやパラフィンを直接乳房内に注入していた．しかし，合併症も多く，繊維性被膜で作られたカプセル内にシリコンジェル，または生食水等を注入したプロステーシスに置き換わって長期間経過している．シリコンのプロステーシスは1992年に中止となっている．

見間違い・見誤り "pseudotumor"として肺腫瘤と見誤り得る．通常左右対称性だが，破裂などの合併症を伴うと非対称となることがある．辺縁が石灰化するとリング状の石灰化となり，石灰化した肺吸虫症，包虫症やほかの石灰化病変と見間違う．

確定診断・検査 既往歴がすべてであるが，なかなか聞きづらい面がある．通常，異常影の確認のためのCTやMRIは必要としない．カプセル収縮による変形，充填物の破裂，充填物の遊走，感染などの合併症評価のためにはCTやMRIが施行される．

第3章 -3) 胸壁（軟部組織）

8. 正中腹壁ヘルニア （midline ventral hernia）

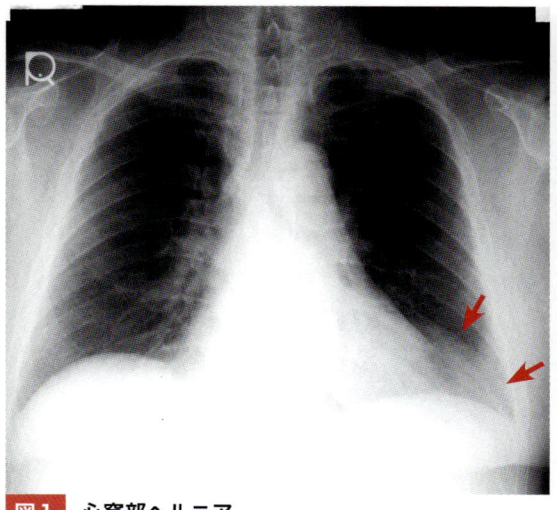

図1 心窩部ヘルニア

図2 心窩部ヘルニア
図1と同症例

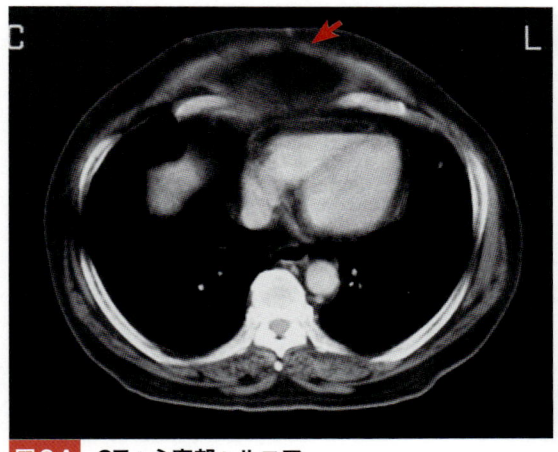

図3A CT：心窩部ヘルニア
図1と同症例

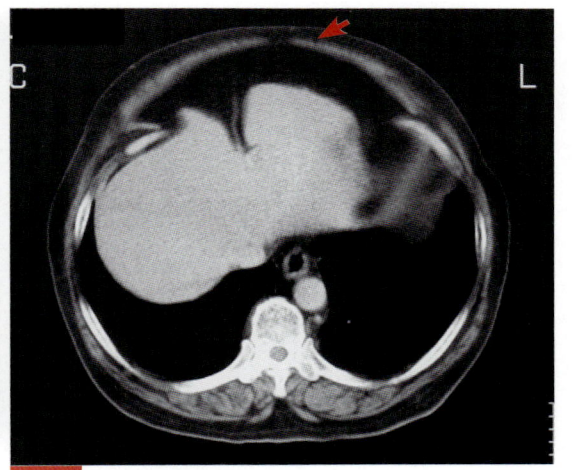

図3B CT：心窩部ヘルニア
図1と同症例

左心横隔膜角の腫瘤様の所見がみられ，心外膜心膜脂肪が疑われる（図1：矢印）．側面像では胸骨下端剣状突起から横隔膜に一部重なり，後方は前縦隔に及ぶ腫瘤様陰影がみられる（図2：矢印）．正中腹壁ヘルニアが疑われる．左心室レベル（図3A）と肝レベル（図3B）のCTで，正中腹壁ヘルニアがよく見える（矢印）．

理由 白線ヘルニア（hernia in linea abla）ともよばれる．腹腔内臓器，主に腹膜周囲の脂肪組織塊が白線を通って，皮下に脱出する．臍より上方の正中線上にみられることが多い．

見間違い・見誤り 逸脱内容は脂肪塊であるが，多量のため，腫瘤と見間違うことがある．

確定診断・検査 上限が胸骨下端の剣状突起であること，腫瘤の大きさの割に透過性が高いことなどが鑑別のポイントとなる．またCTで診断できる（図3A, B：矢印）．

第3章-4）皮膚・その他

1. 鍼治療（acupuncture）

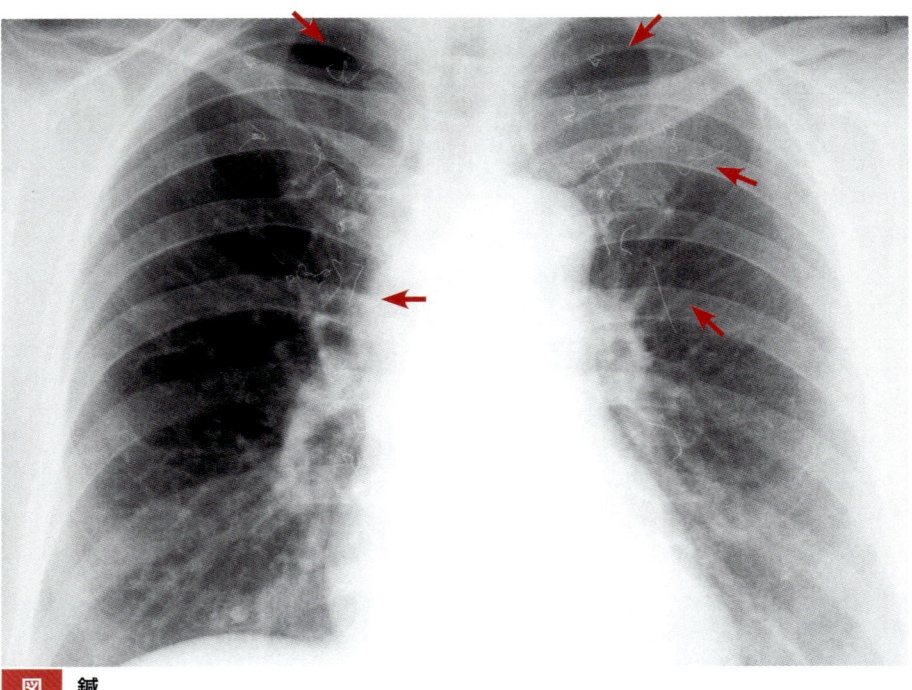

図 鍼

多数の糸状の陰影がみられ，金属異物が推察される（図：矢印）．形態から軟部組織内の金属異物としての鍼（針）治療であることがわかる．

理由 体内に残存する鍼としては，埋没鍼と施行者の不良技術や患者の体動によって生じる折鍼があり，前者が圧倒的に多い．埋没鍼は金製の鍼を用いて施行されていた．しかし，体内血流に乗っての移動で生じる心外膜炎や尿管結石の合併症等が報告され，現在ではほとんど施行されていない．

見間違い・見誤り 体内異物や他の異物と間違えない注意がいる．

確定診断・検査 特に必要としない．

第3章 -4) 皮膚・その他

2. 皮膚のしわ（皺）(skin fold)

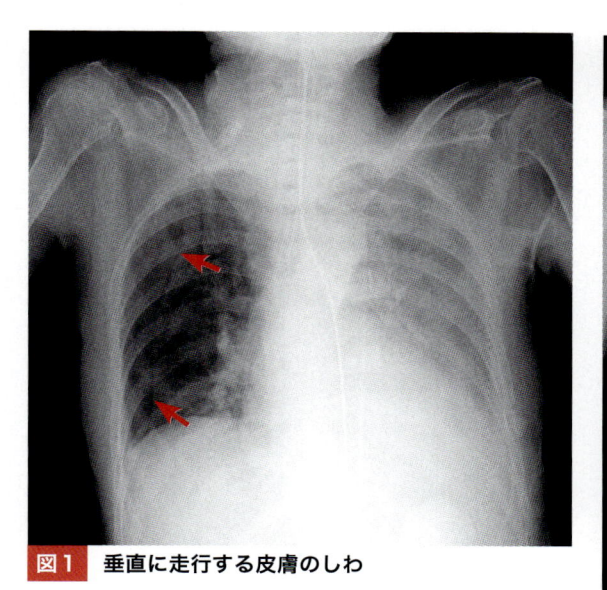

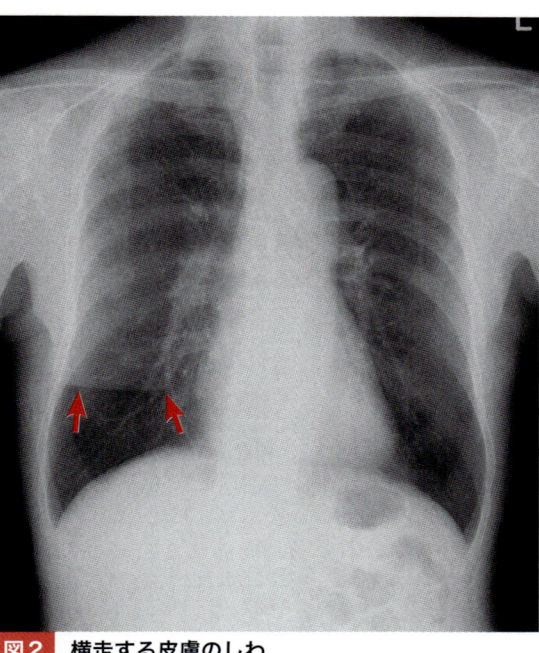

図1 垂直に走行する皮膚のしわ

図2 横走する皮膚のしわ

垂直に走行する皮膚のしわや（図1：矢印），横走する皮膚のしわが線状陰影にみえることがある（図2：矢印）．

理由 乳幼児や高齢者では皮膚のしわが生じやすい．また，脳血管障害に伴う片麻痺患者や乳房切除後患者等では胸壁軟部組織が非対称となり，皮膚のしわが目立つことがある．

見間違い・見誤り 胸腔内に縦走する皮膚のしわは気胸と見間違い得る．横走すると肺気腫や肺炎，腫瘍などと見誤り得る．

確定診断・検査 皮膚のしわは気胸時にみられる線より，やや厚いことが多い．鑑別の第一のポイントは，気胸でみられる胸膜線は明瞭（sharp）なのに対して，皮膚のしわでみられる線はその上下端が不明瞭となる（fading margin）．線状影が胸郭に沿ってないこと，胸郭外にも達すること，肺血管影が同定できることがさらなる鑑別点となる．誤って胸腔内ドレナージ挿入を受けることもあり得る．ときにCTが必要となる症例もある．

第3章-4）皮膚・その他

3. 皮膚上異物の陰影 (shadow of an object on the skin)

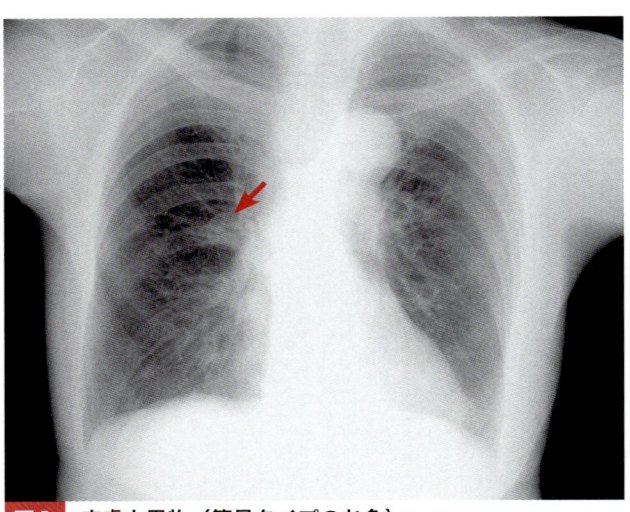

図1 皮膚上異物（簡易タイプのお灸）

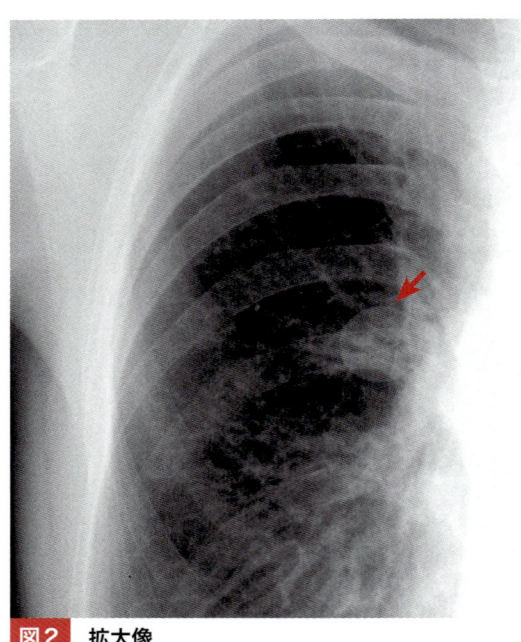

図2 拡大像
図1と同症例

健診施設で右肺門部の結節様所見が指摘され，CTが施行された．（図1，2：矢印）．

理由 検査着に着替えての撮影であったが，皮膚上異物はチェックされなかった．肩こり治療用の金属異物は検査時にチェックしやすいが，貼るだけの簡易タイプのお灸等では検査時に見逃され得る．

見間違い・見誤り 肺野に重なると結節や腫瘤と見間違い得る．肺門や縦隔に重なると縦隔腫瘍や動脈瘤と見誤る．

確定診断・検査 検査時に気づくことが大切である．

4. 衣服プリント物の陰影 (shadow of clothes' print)

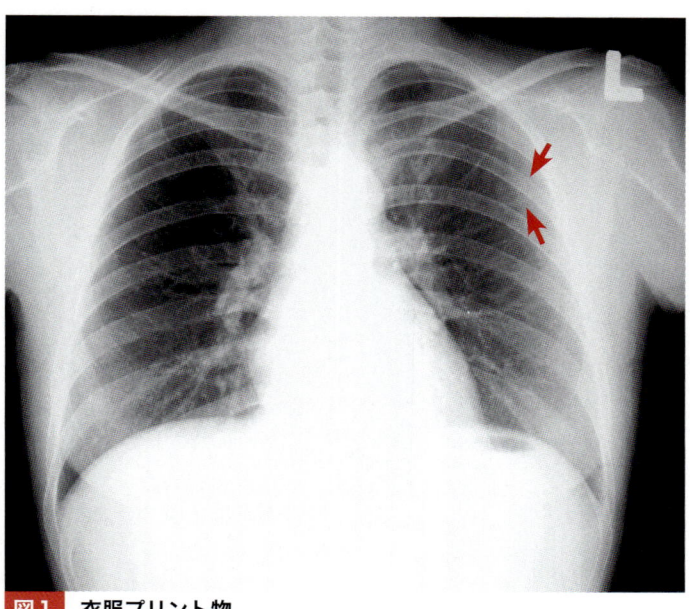

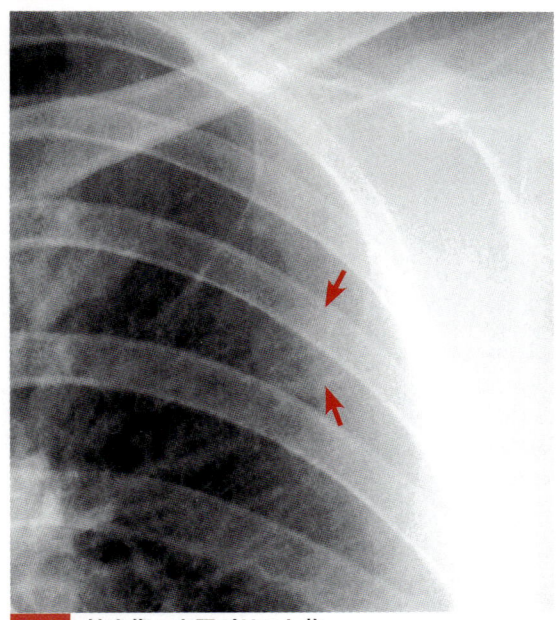

図1 衣服プリント物

図2 拡大像：衣服プリント物
図1と同症例

上肺野に円形陰影が認められる（図1, 2：矢印）．これはTシャツのプリントが異物として結節様の所見を示したものである．

理由 若年者や成人女子，検査施行者の知人・友人，病院関係者等の検査では下着やTシャツのまま撮影してしまうことがある．かならず，検査着に着替えてもらうことが必要である．

見間違い・見誤り プリントの形がアニメやマンガのキャラクターであればすぐに判別できるため問題ないが，円形のプリントなどでは肺野の結節等と見間違い得る．

確定診断・検査 衣服のプリント物の場合は，大きさの割に辺縁が非常に明瞭であり，内部も均一となる．何よりも検査技師が気づくことが重要である．

第3章 -4) 皮膚・その他

5. 神経線維腫症1型（von Recklinghausen病）
(neurofibromatosis type 1, von Recklinghausen disease)

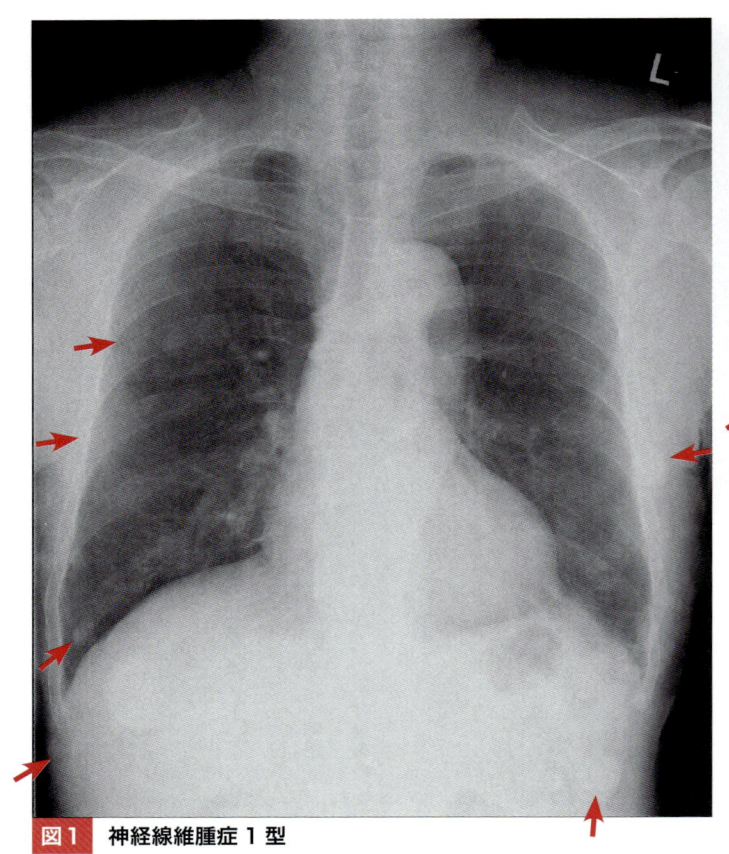

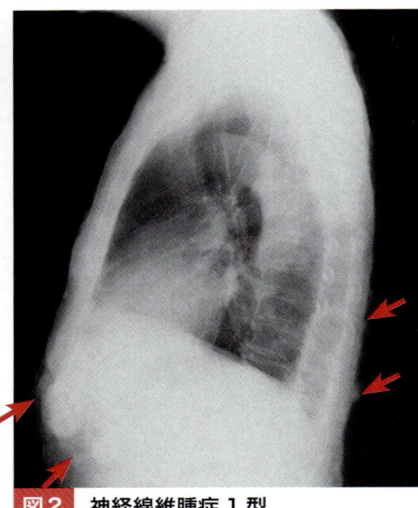

図1 神経線維腫症1型

図2 神経線維腫症1型
図1と同症例

> 正面像と側面像で多発肺結節様の所見がみられる（図1，2：矢印）．しかし，よくみると結節のうちのいくつかは，胸郭外の皮下軟部組織の結節であることがわかる．神経線維腫症1型（von Recklinghausen病）の多発皮膚結節である．

理由 常染色体優性遺伝で外・中・内胚葉すべてで異常を示し得る．皮膚病変としては，Café-au-lait spots（coast of California とよばれ，辺縁は整．線維性骨異形成の coast of Maine と対照的）が知られる．
　さらに皮膚線維腫症（cutaneous neurofilroma）として localized type と plexiform neurofibroma が知られ，前者で多発皮下結節や腫瘤を示す．通常，Café-au-lait spots に先行することが多い．

見間違い・見誤り 単発または多発肺結節と見間違い得る．また3cm大を超すと，大きな腫瘤と見誤る．肺癌や肺転移と見間違い得る．

確定診断・検査 骨変化を含む全身におよぶ病変により診断され得る．胸隔内や胸壁の神経線維腫症との鑑別に CT や MRI が有用である．結節の増大や疼痛等の臨床症状出現時には悪性転化も疑って，CT や MRI を施行すべきである．

第 3 章 -4） 皮膚・その他

6. 頭髪，お下げ髪，髪止め (hair, hair braids)

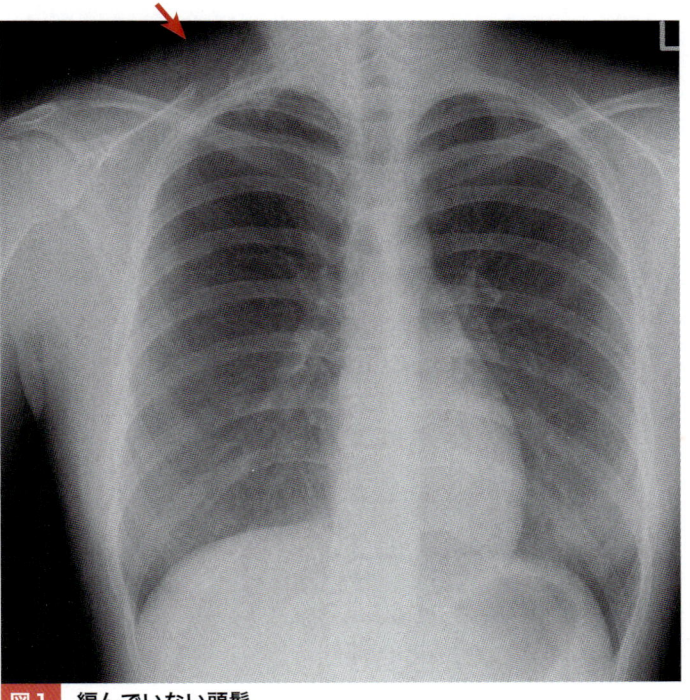

図1 編んでいない頭髪

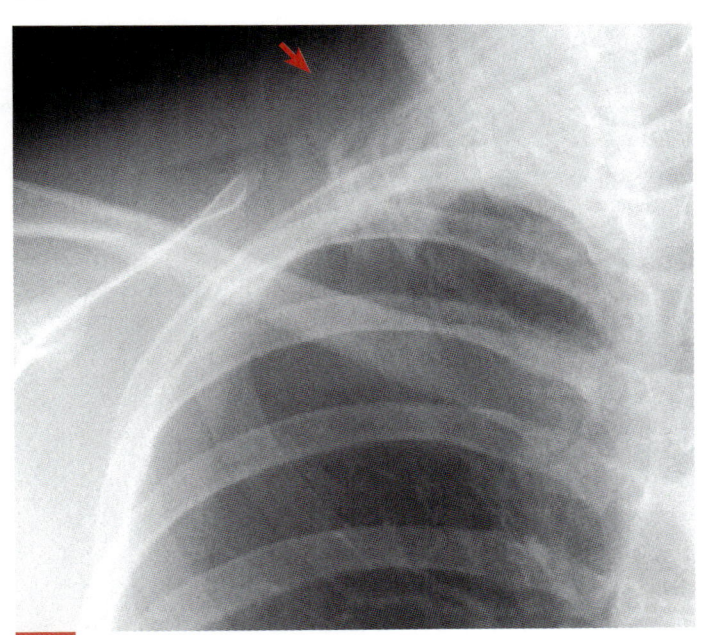

図2 拡大像：編んでいない頭髪
図1と同症例

編んでいない頭髪やお下げ髪が胸部や肺尖部の軟部組織に線状陰としてみられ，皮下気腫様にみえる（図1，2：矢印）．

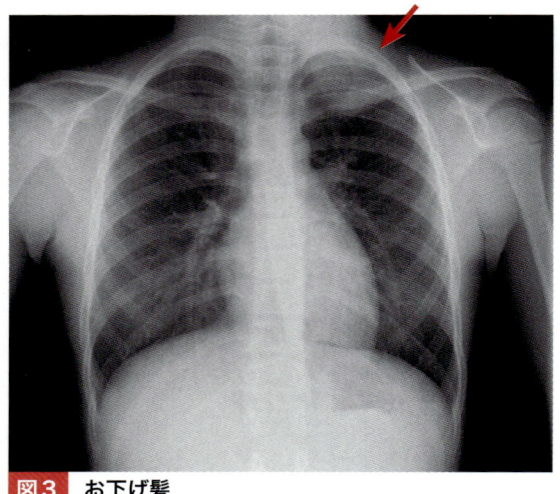

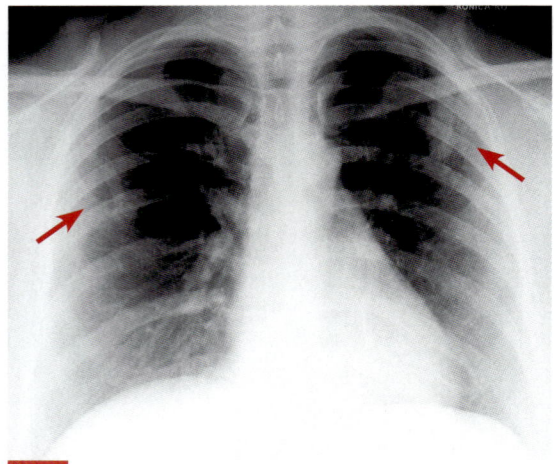

図3 お下げ髪

図5 プラスチックの髪止め

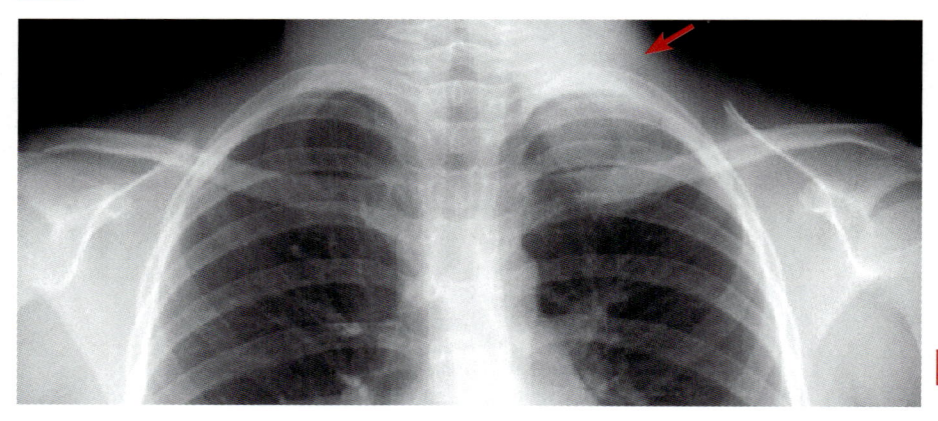

図4 拡大像：お下げ髪
図3と同症例

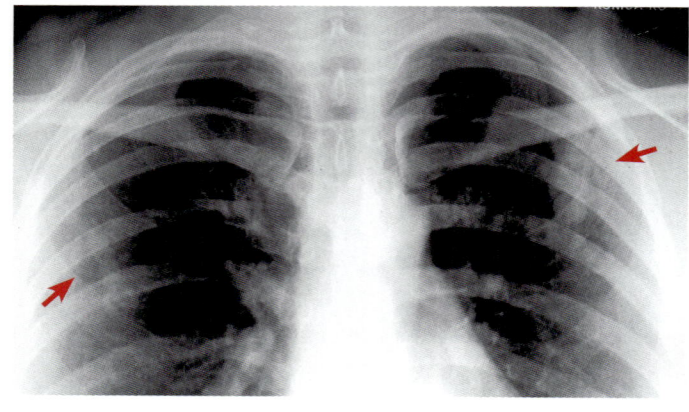

図6 拡大像：プラスチックの髪止め
図5と同症例

> また，お下げ髪は肺と重なると，肺炎様又は結節・肺瘤様となる（図3，4：矢印）．プラスチックなどの髪止めも，お下げ髪と一塊となり結節や腫瘤様となる（図5，6：矢印）．

理由 金属などの髪止めなどは，検査技師ですぐ気が付かれるが，頭髪やお下げ髪は気付かれないこともある．とくに濡れた頭髪，お下げ髪は濃厚な陰影となり得る．

見間違い・見誤り 軟部組織内のガスや皮下気腫，軟部腫瘤，肺実質の異常影と見間違い得る．

確定診断・検査 撮影現場でのチェックが最も重要である．再撮影を要することもある．

索引 *index*

欧文

- A -

- aberrant artery — 32
- aberrant left subclavian artery — 79
- absence of the hepatic portion of the inferior vena cava — 34
- accessory cardiac bronchus — 70
- accessory ossicles — 104
- acupuncture — 132
- aortic nipple — 78
- articulation — 119
- azygos fissure — 42
- azygos lobe — 35

- B・C -

- Behçet 病合併 — 23
- blurring — 51
- Bochdalek 孔ヘルニア — 56
- bone island in rib — 100
- buckling — 76
- calcification of axillary lymphnodus — 125
- canal for the medial branch — 105
- cephalization — 28, 29
- cervical aortic arch — 81
- cervical rib — 97
- cervicothoracic sign — 76
- Chilaiditi's syndrome (症候群) — 53
- coarctation of the aorta — 82
- companion shadow of rib — 126
- coracoclavicular joint — 106
- corrected transposition of great arteries — 83

- D・E -

- diaphragmatic hernia — 55
- diaphragmatic level — 48
- diaphragmatic level in respiratory state — 47
- diffuse idiopathic skeletal hyperostosis — 118
- DISH — 117, 118
- double convex border — 83
- double right upper lobe bronchus — 71
- double tips — 92
- duplicated SVC — 84
- Ehlers-Danlos 症候群 — 95
- epipericardial fat pad — 67
- esophageal diverticulum — 63
- eventration of the diaphragm — 57
- extra pleural fat — 39

- F〜K -

- Fallot 四徴症 — 96
- funnel chest — 95
- Gorham's disease (症候群) — 120
- hemiazygos continuation — 85
- hernia in linea abla — 131
- idiopathic dilatation of the pulmonary artery — 21
- inferolateral major fissure — 44
- interruption of the inferior superior vena cava with azygos — 85
- intrafissural fat pad — 40
- intrathoracic rib — 91
- juxtaphrenic peak — 41
- Kartagener syndrome (症候群) — 17
- Kommerell diverticulum (憩室) — 80
- kyphosis — 116

- L〜N -

- left aortic arch with aberrant right subclavian artery — 80
- left superior intercostal vein — 78
- Mach bands — 65, 101
- Mach effect — 65, 101
- Marfan 症候群 — 95
- massive osteolysis — 120
- mediastinal lipomatosis — 64
- midline ventral hernia — 131
- neurofibromatosis type 1 — 136
- nipple shadow — 127
- normal major pectoral muscle — 124
- normal thymus — 66

- O・P -

- ossification — 103
- ossification center of the clavicle — 98
- ossification of coracoclavicular ligament — 99
- ossification of rib cartilage — 107
- ossification of the first rib cartilage — 88
- Pancoast 腫瘍 — 38
- partial anomalous pulmonary venous return — 30, 86
- pectus excavatum — 95
- pericardial fat pad — 67
- persistent left superior vena cava — 84
- physiologic calcifications of the tracheobronchial cartilage — 73
- physiological change of pulmonary vasculatures — 13, 15
- pig bronchus — 69
- plombage thoracoplasty — 128
- Poland 症候群 — 95
- prosthetic mammary implants — 130
- proximal interruption of the right pulmonary artery — 26
- pulmonary arteriovenous malformation — 27
- pulmonary artery aneurysm — 23
- pulmonary emphysema — 25
- pulmonary sequestration — 31

- R・S -

- rhomboid fossa — 94
- rib anomaly — 111
- rib notching — 96
- right aortic arch with aberrant left subclavian artery — 79

索引 *index*

欧文	頁
scalloping	49
Scimitar syndrome（症候群）	30
situs inversus viscerum	17
skin fold	133
sternal ossification centers	90
sternocostoclavicular hyperostosis	103
straight back syndrome	102
subtractive left upper lobe bronchus	72
superolateral major fissure	44
Swyer-James 症候群	26

- T〜W -

tear drop	42
tenting	50
tortuous and elongated innominate artery	76
tortuous of the thoracic aorta	77
tracheal bronchus	69
tracheal deviation	74
vertical fissure	44
von Recklinghausen disease（病）	136
Wegener 肉芽腫症	73

和文

- あ -

アスリート	124
アミロイドーシス	73
異常骨硬化像	98
異常石灰化	108, 110
異常右鎖骨下動脈	80
衣服プリント物の陰影	135
陰性マッハバンド	101
烏口鎖骨関節	106
烏口鎖骨靭帯骨化	99
右側大動脈弓	79
腋窩リンパ節	125
腋窩リンパ節石灰化	125
腋窩リンパ節の石灰化	125
横隔膜	46
横隔膜穹分割	49
横隔膜挙上	53, 54
横隔膜の高さ	47, 48
横隔膜部分弛緩症	58
横隔膜ヘルニア	55
お下げ髪	137

- か -

臥位	14, 48
外傷性ヘルニア例	56
下大静脈肝部欠損	34
下大静脈欠損に伴う奇静脈	85
喀血	69, 70
下副葉間裂	41
髪止め	137
下葉内側肺底区（S7）	52
癌再発例	89
気管気管支	69
気管・気管支軟骨の生理的石灰化	73
気管支	12
偽関節	104, 112
気管の圧排	74
奇静脈	42
奇静脈下大静脈連結（下大静脈肝部欠損）	34
奇静脈弓	34, 42
奇静脈葉	35
奇静脈葉間裂	42
胸腔内・外病変	108
胸腔内病変	110
胸腔内肋骨	91
橋形成	112
胸骨異常	109
胸骨化骨中心	90
胸骨の陥凹	95
胸椎	113
胸椎横突起	114
胸椎骨棘形成	117
胸部大動脈の蛇行	77
胸膜外腔病変様	108
胸膜外脂肪層	39, 43
胸膜中皮腫	38
胸膜肥厚	91
胸肋鎖骨骨化過剰症	103
繰り返す肺炎	70
頸部大動脈弓	81
頸肋	97
限局性胸水	91
肩甲骨	92
肩甲骨との重なり	93
後弯症	116
骨化症	103
骨化融合	98
骨棘	117
骨棘形成	106
骨欠損像	94
骨腫瘍	94
骨侵食像	105
骨折	105
骨折後変化	99, 104
骨折線	98
骨転移	94
骨瘤形成	106

- さ -

再発性多発性軟骨症	73
鎖骨化骨中心	98
鎖骨骨折	101
左右非対称性の発達	108
残存骨	104
縦隔脂肪沈着症	64
縦隔腫瘍	97
縦隔腫瘤	95
修正大血管転位	83
充填胸郭形成術	128
重複上大静脈	84
重複右上葉気管支	71
上副葉間裂	45
小葉間裂の二重線	45
上腕骨無腐性骨壊死類似所見	93
食道の憩室	63
食道裂孔ヘルニア	55
シリコン	130
心外膜心膜脂肪	67
深吸気	15

神経管孔	105	
神経線維腫症1型	136	
進行性化骨性筋炎	112	
人工乳房術	130	
深呼気	15	
靱帯付着溝形成	94	
心電図異常	102	
心膜脂肪	67	
ストレートバック症候群	102	
正常胸腺	66	
正常大胸筋（発達例）	124	
正中腹壁ヘルニア	131	
石灰化	97, 107	
石灰化病変	109	
折鍼	132	
全身性特発性	117	
造骨性骨転移	100	
造骨性変化	120	
側弯症	115	

- た -

第1肋軟骨石灰化	88
体位	14, 48
大胸筋	124
対称性腫大	103
大動脈縮窄症	82, 96
大葉間裂の上外側縁	43
大量骨融解症	120
高安動脈炎	96
蛇行	77
蛇行・延長	76
陳旧性病変後の肺動脈の偏位	19
陳旧性変化	20
低形成	108
テント状陰影	50
頭髪	137
特発性肺動脈拡張症	21

- な -

内臓逆位	17
軟部腫瘍	104

二峰性変形	92
乳癌手術	129
乳頭陰影	127
乳房充填術	130
乳房術後変化	129

- は -

肺気腫	25
肺空洞性病変	94
肺血管の生理的変化	13, 15
肺血管病変	24
肺結節	88, 90
肺高血圧症	21
肺雑音	102
肺静脈	12
肺水腫	29
肺水腫時の肺静脈顕在化	28
肺尖帽	38
肺底動脈大動脈起始症	33
肺動静脈奇形	27
肺動脈	12
肺動脈瘤	23
肺内結節	127
肺分画症	31
肺野異常影	102
肺野石灰化病変	107
肺野の結節	100
肺野病変	97, 112
肺葉切除後の肺動脈の偏位	18
白線ヘルニア	131
鍼治療	132
半奇静脈連結	85
左横隔膜	47
左最上肋間静脈	78
左鎖骨下動脈異常	79
左上大静脈遺残	30, 84
左上葉枝欠損	72
皮膚上異物の陰影	134
皮膚のしわ（皺）	133
副小骨	104
副心臓支	70

部分肺静脈還流異常	30, 86
不明瞭化	51
ブリッジ形成	111
プロステーシス	130
傍横隔膜隆起	41
豊胸術	130
ボケ像	51

- ま -

埋没鍼	132
マッハ効果	65, 101
マッハバンド	65, 101
右横隔膜	47
右肩甲骨上内側角	92
右第3肋骨低形成	110
右中葉病変	95
右肺動脈欠損	26
無気肺	69
無腐性骨壊死	93

- や〜わ -

癒合不全	108
葉間裂内脂肪	40
溶骨性変化	120
立位	14, 48
菱形窩	94
漏斗胸	82, 95
肋軟骨石灰化（女性型）	107
肋軟骨石灰化	88
肋骨間関節形成	119
肋骨奇形	111
肋骨形成不全	108
肋骨骨折後の化骨形成	90
肋骨随伴陰影	126
肋骨切痕	96
肋骨低形成	110
肋骨との融合不全	109
肋骨の骨島	100
腕頭動脈の蛇行・延長	76

医学とバイオサイエンスの 羊土社

羊土社 臨床医学系書籍ページ　http://www.yodosha.co.jp/medical/

- 羊土社では，診療技術向上に役立つ様々なマニュアル書から臨床現場ですぐに役立つ書籍，また基礎医学の書籍まで，幅広い医学書を出版しています．
- 羊土社のWEBサイト"羊土社　臨床医学系書籍ページ"は，診療科別分類のほか目的別分類を設けるなど書籍が探しやすいよう工夫しております．また，書籍の内容見本・目次などもご覧いただけます．ぜひご活用ください．

▼ メールマガジン「羊土社メディカルON-LINE」にご登録ください ▼

- メディカルON-LINE(MOL)では，羊土社の新刊情報をはじめ，お得なキャンペーン，学会・フェア情報など皆様に役立つ情報をいち早くお届けしています．
- PC版は毎月3回の配信です（研修医号，エキスパート号，医学総合号）．各号のテーマに沿って情報を配信いたします．また，手軽にご覧いただける携帯版もございます（毎月1回配信）．
- PC版・携帯版ともに登録・配信は無料です．登録は，上記の"羊土社臨床医学系書籍ページ"からお願いいたします．

胸部 X 線の正常・異常画像を見極める
日常で出合う境界症例アトラス

2010年4月20日　第1刷発行	編　集	櫛橋民生
	発行人	一戸裕子
	発行所	株式会社　羊　土　社
		〒101-0052
		東京都千代田区神田小川町2-5-1
		TEL　03（5282）1211
		FAX　03（5282）1212
		E-mail　eigyo@yodosha.co.jp
		URL　http://www.yodosha.co.jp/
	装　幀	堀　直子（ホリディ デザイン事務所）
ISBN978-4-7581-1170-6	印刷所	広研印刷株式会社

本書の複写にかかる複製，上映，譲渡，公衆送信（送信可能化を含む）の各権利は（株）羊土社が管理の委託を受けています．
JCOPY ＜（社）出版者著作権管理機構 委託出版物＞
本書の無断複写は著作権法上での例外を除き禁じられています．複写される場合は，そのつど事前に，（社）出版者著作権管理機構（TEL 03-3513-6969, FAX 03-3513-6979, e-mail：info@jcopy.or.jp）の許諾を得てください．

『できる！画像診断入門』シリーズ

シリーズ監修／土屋一洋

鑑別すべき疾患画像を並べて比較できるから，見るべきポイントがすぐわかる！
各部位ごとに，押さえておきたい症例画像を網羅．画像診断に携わる医師必携！

骨軟部画像診断のここが鑑別ポイント
編集／福田国彦
- 定価（本体 4,800円＋税）　■ B5判
- 244頁　ISBN978-4-7581-0771-6

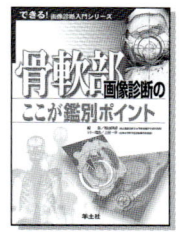

腹部・骨盤部画像診断のここが鑑別ポイント
編集／桑鶴良平
- 定価（本体 4,800円＋税）　■ B5判
- 222頁　ISBN978-4-7581-0769-3

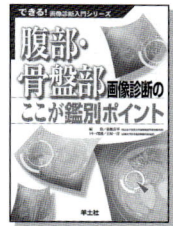

胸部画像診断のここが鑑別ポイント
編集／酒井文和
- 定価（本体 4,800円＋税）　■ B5判
- 262頁　ISBN978-4-7581-0770-9

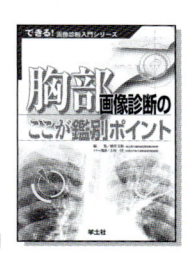

頭部画像診断のここが鑑別ポイント
編集／土屋　一洋，大久保敏之
- 定価（本体 4,800円＋税）　■ B5判
- 263頁　ISBN978-4-7581-0768-6

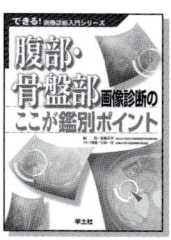

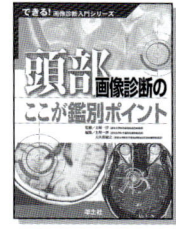

画像読影トレーニングの決定版！

連続断層画像ケーススタディ　腹部疾患

- 一般外来・当直でよくある100症例の読影や予備知識を解説．クリックすると正解・不正解がわかるQ&A形式，縦横無尽の検索，動画などCD-ROMならではの魅力満載！（Win&MacハイブリッドCD-ROM）

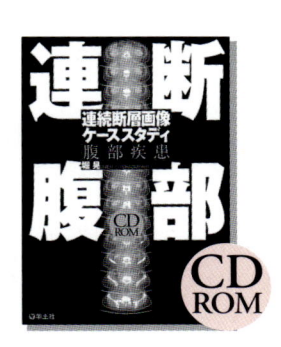

著／堀　晃
- 定価（本体6,500円＋税）　■ B5判
- 62頁　■ ISBN978-4-7581-0632-0　■ CD-ROM1枚

撮影法の選択＋読影・診断がこの1冊に！

救急・当直で必ず役立つ！骨折の画像診断
全身の骨折分類のシェーマと症例写真でわかる読影のポイント

- 全身50種類以上の代表的な骨折を網羅！
- 読影のポイントを骨折分類のシェーマと豊富な症例写真を用いてわかりやすく解説！
- さらに，全身の部位ごとに基本的な撮像方法と正常解剖も掲載．骨折を診るすべての医師必携の保存版！

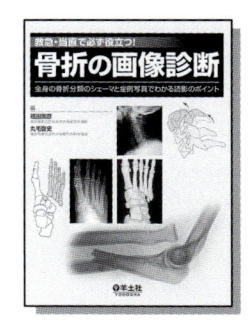

編集／福田国彦，丸毛啓史
- 定価（本体 5,000円＋税）　■ B5判
- 268頁　ISBN978-4-7581-1168-3

発行　羊土社 YODOSHA
〒101-0052　東京都千代田区神田小川町2-5-1　TEL 03(5282)1211　FAX 03(5282)1212
E-mail：eigyo@yodosha.co.jp
URL：http://www.yodosha.co.jp/
ご注文は最寄りの書店，または小社営業部まで

がん診療パーフェクト
基礎知識から診断・治療の実際まで

がん診療の基本がマスターできる！

- 実臨床で役立つ基本知識を解説し、各がんのケーススタディも掲載
- がん治療認定医試験の学習にも最適な内容
- がん診療に携わるすべての医師にオススメ！

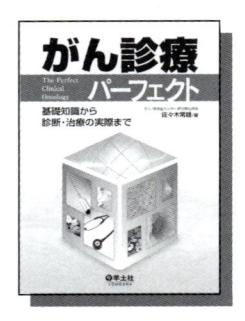

編集／佐々木常雄
- 定価（本体6,500円＋税）　B5判
- 391頁　ISBN978-4-7581-0682-5

がん化学療法レジメンハンドブック
治療現場で活かせる知識・注意点から服薬指導・副作用対策まで

レジメンごとに必須の情報が凝縮！

- がん化学療法に携わるすべての医療スタッフに！
- 各臓器別に代表的なレジメンを網羅
- 注意すべき点，服薬指導のポイント，副作用対策まで解説した充実の内容．レジメンごとに必須の情報が一目でわかる！

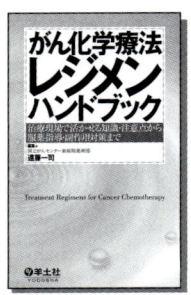

編集／遠藤一司
- 定価（本体3,800円＋税）　B6変型判
- 341頁　ISBN978-4-7581-0656-6

NSAIDsの選び方・使い方ハンドブック

処方のポイント，使い分けがわかる！

- どの薬を1日何錠？ 何日間？ 効果がなかったときの代替薬は？ 副作用が出たときの対応は？ これら全てがわかる！
- 基礎知識と疾患別の処方のポイント・使い分け・禁忌までわかる一冊．
- 症例つきで「経験」も積める充実の1冊！

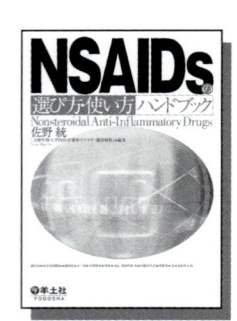

編集／佐野 統
- 定価（本体4,300円＋税）　B6判
- 319頁　ISBN978-4-7581-0687-0

薬剤ごとの違いがわかるステロイドの使い分け
豊富な薬剤情報と症例

使い分けが根拠からよくわかる！

- 薬剤編では，剤型ごとに各薬剤の特徴と違いを徹底解説
- 疾患編では，各疾患ごとに豊富な症例を提示し，使い分けを具体的に解説
- 患者さんの症状に応じた適切なステロイドの使い分けが根拠からよくわかる！

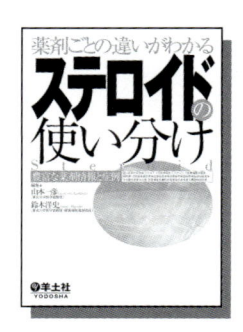

編集／山本一彦，鈴木洋史
- 定価（本体4,200円＋税）　B6判
- 365頁　ISBN978-4-7581-0683-2

発行　羊土社 YODOSHA
〒101-0052　東京都千代田区神田小川町2-5-1　TEL 03(5282)1211　FAX 03(5282)1212
E-mail: eigyo@yodosha.co.jp
URL: http://www.yodosha.co.jp/

ご注文は最寄りの書店，または小社営業部まで